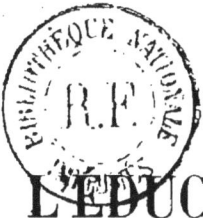

# L'ÉDUCATION SEXUELLE

BALL (F.). — La folie érotique, par B. Ball, professeur à la Faculté de Médecine de Paris. 2ᵉ édition, 1893. 1 vol. in-16 de 158 pages.................................... 2 fr.

BERGERET (L.-F.-L.). — Des fraudes dans l'accomplissement des fonctions génératrices, causes, dangers et inconvénients pour les individus, la famille et la société, remèdes. 18ᵉ édition, 1910. 1 vol. in-18 jésus de 228 pages...... 2 fr.

BREMOND. — Les Passions et la Santé. 1892, 1 vol. in-16 de 156 pages..................................... 2 fr.

BROUARDEL (P.). — Les Attentats aux Mœurs, par le professeur P. Brouardel. 1908. 1 vol. in-8 de 231 pages. 5 fr.

CASTAN. — Hygiène de l'Age de retour. 1901. 1 vol. in-16 de 296 pages.................................... 3 fr. 50

CORIVEAUD. — Le Lendemain du Mariage. Etude d'hygiène. 4ᵉ édition. 1910, 1 vol. in-16 de 268 pages........ 3 fr. 50

CUYER. — Les Organes génitaux de l'Homme et de la Femme, structure et fonctions, situation, rapports et usages, démontrés à l'aide de planches coloriées, découpées et superposées. 5ᵉ édition, 1909. gr. in-8, 62 pages, avec 2 pl. coloriées et 65 figures, cartonné.............................. 5 fr.

DEBIERRE (Ch.). — Les Vices de conformation des Organes génitaux et urinaires de la Femme. 1892. 1 vol. in-16 de 351 pages et 86 figures......................... 3 fr. 50

— L'Hermaphrodisme. 1891 1 vol. in-16............ 2 fr.

DECHAUX. — La Femme stérile. 2ᵉ édition, 1888. 1 vol. in-16 de 214 pages.................................... 2 fr.

DESMONS (B.). — Hygiène du Célibat. 1901. 1 vol. in-16 de 314 pages..................................... 3 fr. 50

FOURNIER (H). — L'Onanisme. causes, dangers et inconvénients, remèdes. 5ᵉ édition, 1893, 1 vol. in-18 de 216 pages... 2 fr.

FRÉDAULT (F.). — Les Passions. 1 vol. in-16 de 436 p. 3 fr. 50

GARNIER (P.). — Les Fétichistes, pervertis et invertis sexuels. 1895, 1 vol. in-16 de 192 pages........... 2 fr.

GAUTIER (Jules). — La Fécondation artificielle et son emploi contre la stérilité chez la femme. 1905, 1 vol. in-16 de 128 pages, avec figures....................... 2 fr.

RICHARD (D.). — Des Rapports conjugaux. Histoire de la génération. 5ᵉ édition. 1898, 1 vol. in-8 de 343 p. et figures.................................... 3 fr. 50

— Le même, avec 8 planches coloriées............. 10 fr. »

ROUBAUD (F.). — Traité de l'impuissance et de la Stérilité, 3ᵉ édition, 1876, 1 vol. in-8 de 804 pages........... 8 fr.

ROUX. — L'Instinct d'amour. 1904, 1 vol. in-16.. 3 fr. 50

VAN LINT. — Qu'est-ce qui détermine le Sexe ? 1902, 1 vol. in-16 de 76 pages, cartonné.................... 1 fr. 50

# L'Éducation

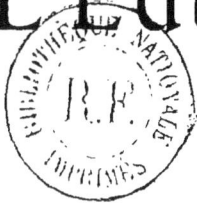

# Sexuelle

## Par le Docteur E. STÉRIAN

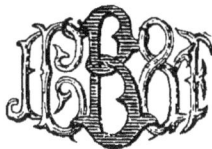

*Paris — J.-B. BAILLIÈRE & FILS — 1910*
*19, Rue Hautefeuille*

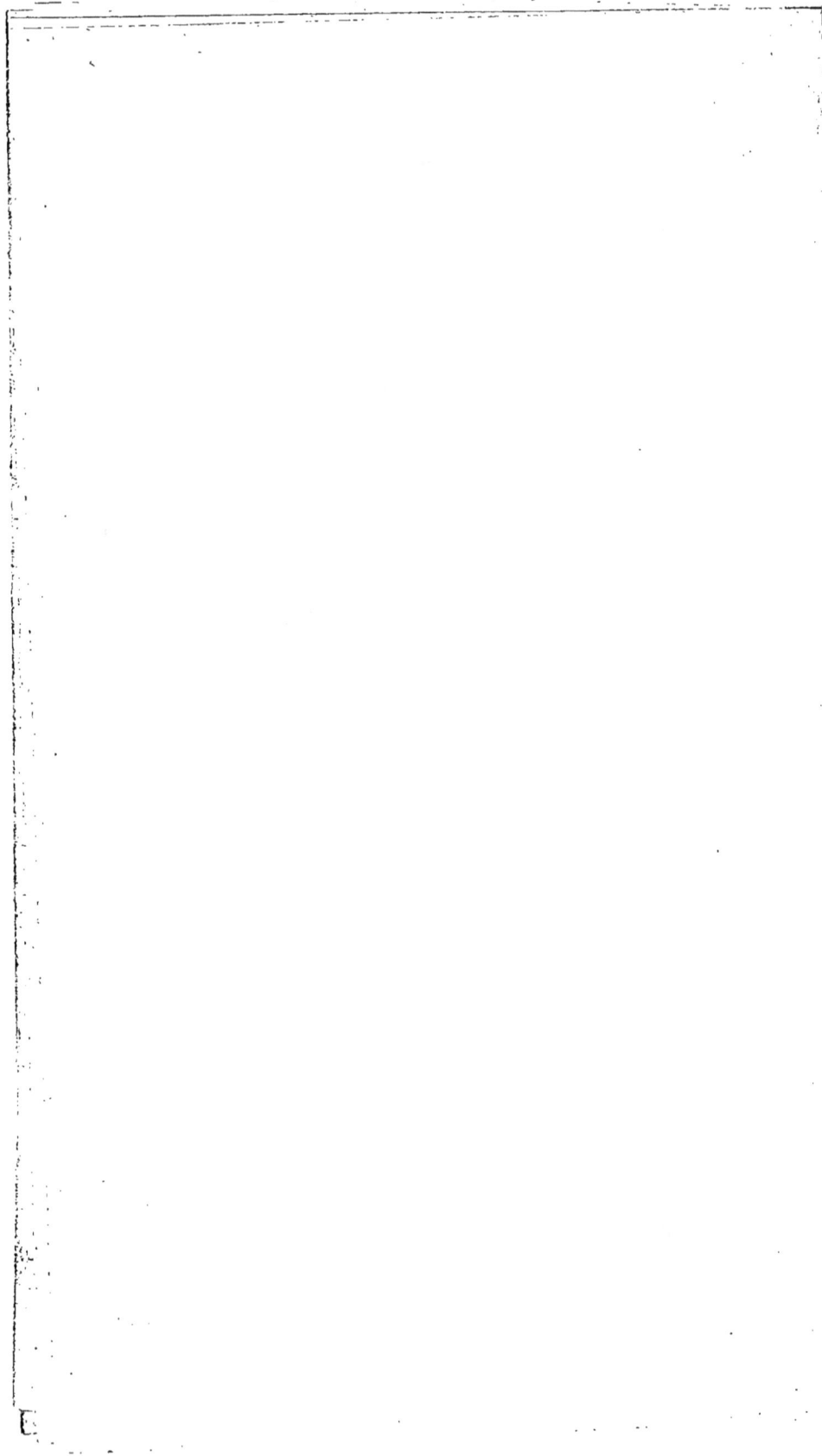

# L'ÉDUCATION SEXUELLE

## AVANT-PROPOS

—

L'animal jouit de la protection de l'homme qui s'intéresse à la perfection de sa race. Mais l'homme, roi de la création, ne connaît que des lois qui l'appellent aux devoirs sans qu'on lui dise, en même temps, quels sont ses droits physiologiques, pour conserver la sève des ancêtres.

— Et pourtant, l'homme est un être qui pense, il peut se conduire seul dans la vie, disent les uns.

— Les animaux manquent de réflexion, et c'est pour cela que nous devons les protéger, disent les autres.

Ceux qui parlent ainsi oublient que l'homme possède en lui une partie, tenant de l'animal, qu'il ne peut maîtriser que lorsque, par l'éducation, l'instruction, ou l'expérience, il a acquis les connaissances nécessaires.

Qu'avons-nous fait cependant sous ce rapport? Avons-nous indiqué à l'adolescent, dans les veines duquel bouillonne le sang généreux de son âge, les dangers auxquels peut le pousser sa sexualité? L'enseignement de la famille, l'enseignement de l'école lui donnent-ils des conseils sur ce sujet?

Non! La glace de la honte hypocrite d'une part, et, de l'autre, la difficulté pour le maître d'école de parler aux adolescents de ces questions, le laissent dans la plus complète ignorance. Alors, il ne lui reste plus à employer qu'un seul moyen : avoir recours à l'expérience. Mais, malheureusement, les expériences que l'on fait, quant à la vie sexuelle, donnent la plupart du temps des résultats déplorables. C'est pourquoi, aujourd'hui, il y a dans la plupart des familles des syphilitiques, des blennorragiques, etc. Quant aux onanistes des deux sexes, ils sont beaucoup plus nombreux qu'on ne le suppose.

Tous ces maux sont le résultat de nos mœurs hypocrites.

Dans les écoles, dans la société, on parle souvent, et très haut, de tous les chapitres relatifs à l'hygiène. Mais il est une hygiène dont on ne parle pas, c'est celle des parties sexuelles; ou, si on en parle, on le fait en cachette, on murmure à l'oreille, comme s'il s'agissait de quelque secret malpropre, honteux.

La mère se garde bien de parler à sa fille du rôle des parties sexuelles ; le père est d'une rigoureuse sévérité pour ses fils. C'est ainsi qu'il m'est arrivé de connaître des familles où la mère ne savait même pas quand sa fille avait ses règles et quand elle ne les avait plus.

C'est pourquoi l'homme d'aujourd'hui, cet homme que l'on prétend civilisé, que l'on prétend moral, impuissant à pénétrer à temps les règles intelligentes de la Nature, tombe souvent dans l'immoralité et devient la proie d'horribles passions, *l'onanisme, l'homosexualité, ou des maladies syphilitiques.*

Et c'est toujours cette hypocrisie sociale au milieu de laquelle nous vivons, qui, je l'avoue, me rend pénible la tâche que je me suis imposée de parler de l'éducation des sexes. Mais j'ai reçu, en si grand nombre, des lettres de malheureux jeunes gens, en proie à l'ignorance et à la maladie, que je n'hésite pas à surmonter l'influence malfaisante des préjugés. En effet une œuvre de régénération s'impose : nous devons tous faire un effort pour sauver la jeunesse. Sinon, abandonnée à elle-même et au hasard, elle en arrivera à la décadence physique et morale. Et n'oublions pas que la décadence de la jeunesse entraîne avec elle la décadence d'une race, dont elle compromet l'avenir.

La masturbation surtout produit de véritables ravages. « D'après mon opinion, dit Réveillé-Parise, dans la *Revue médicale* de 1828, ni la peste, ni la guerre, ni la rougeole, ni les autres maladies contagieuses ne sont si périlleuses pour l'humanité que la malheureuse habitude de la masturbation ; ceci est l'élément vicieux des sociétés civilisées, et il est d'autant plus actif qu'il travaille continuellement et ronge petit à petit le fondement des populations. »

Burdach appelait l'onanisme un crime contre l'espèce (1).

Et devant l'affirmation de ces grands savants, ce serait commettre un véritable crime que de nous laisser encore dominer par les préjugés.

A mon avis, le devoir sacré, tant des parents que des éducateurs, est d'éclairer la jeunesse.

Parlons donc ouvertement à nos enfants, à nos frères, à nos élèves. Finissons-en avec la honte hypocrite, qui ne sert qu'à cacher un des plus grands malheurs : *la perversion de l'état naturel de l'homme.*

Dʳ E. Stérian.

(1) Fournier, *De l'onanisme.*

# CHAPITRE PREMIER

## LA CIRCONCISION

Le péril des maladies génitales menace de plus en plus les jeunes générations, c'est pourquoi tous les savants cherchent des moyens de le prévenir. Un de ces remèdes préventifs paraît être la circoncision. M. Metchnikoff, dans son livre : « Étude sur la nature humaine », croit démontrer l'inutilité du prépuce et l'avantage de son ablation, car il le considère comme une des nombreuses imperfections de l'organisme humain :

« Dans les organes sexuels mâles, le prépuce est enlevé par la circoncision, chez beaucoup de peuples sémitiques (hébreux, arabes), ainsi que chez des musulmans d'autres souches (persans, nègres, hindous, tartares, etc.), sans qu'il en résulte aucun inconvénient. Il est incontestable que cet organe nous fournit encore un exemple de parties inutiles véritablement très nombreuses dans l'appareil génital des deux sexes. »

Il est certain que, souvent, la suppression du prépuce peut préserver de quelques maladies, et plus spécialement de la blennorragie. Comme preuve, je peux citer un cas observé chez l'une de mes clientes israélites. Cette personne, ayant contracté, à la suite d'une aventure amoureuse, une blennorragie, vint me consulter, aussitôt qu'elle s'en aperçut, en insistant surtout pour être traitée énergiquement et d'urgence ; elle me demanda, en outre, de la soigner, moi-même, toujours vers sept heures et demie du soir, par des irrigations vaginales au sublimé, intravésicales au permanganate de potasse. J'acceptai, non sans lui avoir demandé pourquoi elle avait choisi juste cette heure-là. Mais elle se tut tout simplement.

Quelques jours après, ou plutôt après quelques soirées de soins réguliers, ma cliente me dit qu'elle était très contente de mon traitement.

— Mais vous n'êtes pas encore guérie, lui dis-je.

— Cela ne fait rien, Docteur ; il me suffit d'être par vos soins en état de ne pas transmettre la maladie, et je peux attendre la guérison avec beaucoup plus de patience.

Comme je n'avais pas l'air d'avoir saisi sa pensée, elle commença à me raconter son aventure.

Elle s'était rencontrée, quelques jours avant de venir me consulter, avec un de ses amis d'enfance, qui revenait d'Amérique. Dans sa jeunesse, elle avait désiré épouser ce jeune homme, mais, en raison de certaines circonstances, elle s'était mariée avec un autre jeune homme.

C'est avec cet ami d'enfance qu'elle avait fait une escapade amoureuse, à la suite de laquelle s'étaient manifestés les méfaits du gonocoque.

Comme elle avait une crainte très vive de contaminer, à son tour, son mari, elle voulait avoir des soins aussi rapprochés que possible de l'heure où son mari rentrait chez lui.

En effet pendant toute la cure, qui a duré plus d'un mois, le mari a échappé à la contagion. D'après moi, l'explication de ce fait ne réside que dans la circoncision, vu que l'homme, dont il s'agit, était un circoncis. Il est impossible de garantir autrement la santé de quelqu'un, après des rapports sexuels avec une femme, qui a le vagin et l'urètre atteints d'une blennorragie, quand bien même on prodiguerait à cette femme les soins les plus méticuleux, quelques heures avant.

Voilà des preuves certaines que la circoncision pourrait être recommandée comme un moyen efficace pour préserver des maladies sexuelles. Pourtant, si nous étudions la question plus amplement, nous verrons que les suites de la circoncision sont peut-être plus fâcheuses qu'on ne se l'imagine, et beaucoup plus que les effets des maladies vénériennes ! Pour être complet, nous examinerons les recherches des savants au point de vue de la *signification anthropologique et physiologique* de la circoncision chez les différents peuples qui la pratiquent ou l'ont pratiquée. Nous donnerons ensuite notre avis personnel.

## ANTHROPOLOGIE ET PHYSIOLOGIE
## DE LA CIRCONCISION

Comme le dit Alphandéry (1), la circoncision est une opération qui consiste à sectionner circulairement la peau du prépuce.

La circoncision peut être pratiquée dans un but religieux, comme le font les Israélites et les Musulmans, ou pour des raisons chirurgicales (phimosis, paraphimosis, affection du gland, etc.).

La circoncision religieuse diffère un peu en tant que procédé chez les Israélites et les Musulmans. Chez les premiers, elle se fait le huitième jour après la naissance.

Les Mahométans opèrent la circoncision soit vers la septième ou huitième année, soit vers la treizième.

« La circoncision n'est pas une pratique exceptionnelle (sceau) d'une seule religion ou symbole et marque de nationalité d'un seul peuple.

« Les Juifs et les Mahométans ont été ses grands propagateurs dans le monde et sur plus de 200 millions de circoncis il y a en effet 180 millions de Mahométans et 8 millions de Juifs. *Mais ce n'est pas à eux qu'il faut demander sa signification originaire et ce n'est pas à eux seuls qu'elle doit son importance ethnologique.*

(1) Nous empruntons à la *Grande Encyclopédie*, chap. Circoncision, les pages suivantes, dont le lecteur appréciera l'intérêt.

« On peut dire que la circoncision, la circoncision totale, telle que la pratiquent Juifs et Musulmans, est répandue dans toute l'Afrique et est connue de presque tous les peuples noirs, même les plus reculés, comme les Abantous, ainsi que les Madécasses.

« Nous avons des témoignages positifs à ce sujet, non seulement pour les Fellahs et les Coptes de l'Egypte actuelle, les chrétiens d'Abyssinie, les Nubiens et Dongolans, mais encore pour des peuplades du Sénégal, de la Gambie, de la Guinée, du Congo, de Zanzibar, du Mozambique, de Madagascar, pour les Mandingues, pour les Cafres, pour les Damaras. tous les Abantous et les Betchuanas de l'Extrême-Sud.

« Comme d'autres mutilations, la circoncision était et est encore, en Afrique, une des épreuves d'initiation des jeunes gens ; elle marquait le passage de l'enfance à la jeunesse, l'époque de la puberté.

« Chez les Betchuanas les garçons atteignant l'âge viril sont mis à l'école de la circoncision où ils sont endurcis par de véritables tortures, y compris l'opération en question, et initiés aux mystères de la virilité.

« Les anciens Egyptiens tenaient sans doute de l'Afrique noire cette pratique de la circoncision. Chez eux aussi, elle était une initiation. Elle était imposée particulièrement aux membres de la caste guerrière et à ceux de la caste sacerdotale. Pythagore fut obligé de se faire circoncire pour obtenir son initiation aux mystères d'Isis et aux procédés de la divination.

« Nous tenons des historiens anciens, et en particulier

d'Hérodote, que les Syriens et les Phéniciens avaient positivement emprunté cette pratique à l'Egypte. Le fait ne nous paraît pas douteux, et il en fut certainement de même des Juifs.

« Mais, dans l'ancienne Egypte, comme dans le reste de l'Afrique, c'est vers l'âge de la puberté, vers quatorze ans, qu'elle s'effectuait, et c'est encore vers cet âge, vers treize ans, qu'elle s'effectue chez les Arabes. Elle a pu d'ailleurs fort bien être en rapport, dans cette région, avec l'éviration, encore en honneur en Abyssinie. Là et en d'autres contrées, le vainqueur, comme l'a fait David lui-même, coupe le prépuce des vaincus et s'en pare comme d'un trophée. L'éviration spontanée ou son symbole fut donc une marque de soumission aux vainqueurs, aux chefs ou au Dieu.

« La circoncision, chez les Hébreux, a peut-être eu une signification analogue.

« Les Musulmans mis à part, ce n'est pas en général la circoncision totale, mais une incision du prépuce qui est pratiquée par les autres peuples barbares hors de l'Afrique. Les Indiens Denes Dindjiès de l'Athabasca Mackenzie (Amérique du Nord) pratiqueraient encore cette circoncision » (Petitot).

« On l'a observée chez les anciens Aztèques. Elle est ou était d'un usage constant chez tous les Mélanaisiens de l'Océanie, et chez presque tous les Polynésiens.

« Elle a partout la même signification qu'en Afrique. C'est habituellement une pratique d'initiation » (Zaborowski).

« A quelle époque la circoncision a-t-elle été introduite chez les Israélites et quelle signification y attachaient-ils, c'est une question difficile à résoudre.

La Genèse (ch. xvii) reporte l'institution de la circoncision jusqu'aux temps mythiques d'Abraham et fait de l'ablation du prépuce sur les enfants mâles le signe du lien tout particulier qui unit désormais la race juive à son Dieu. « Ceci est, dit la Divinité, le signe de mon alliance que vous garderez entre moi et vous. A l'âge de huit jours tout mâle parmi vous sera circoncis. »

« Toutefois, à l'époque de Saül et de David, la circoncision semble entrer dans les mœurs des Israélites. puisqu'elle sert à distinguer les Hébreux des Philistins, traités d'incirconcis avec une intention de raillerie. La circoncision reste aux débuts du christianisme une marque distinctive de judaïsme.

« Quant à la raison de cet usage, il est évident que les théologiens juifs y virent le symbole de la séparation du peuple élu d'avec les païens, mais c'est là une explication faite après coup qui ne nous apprend rien sur ses origines.

On a allégué des motifs d'hygiène, on a indiqué des motifs d'une nature religieuse comme un sacrifice sanglant par lequel l'Israélite rachèterait la vie de ses enfants.

« Ce sont là de simples suppositions qu'on est embarrassé de justifier par des considérations précises. » (M. Vernes).

## La circoncision chez les chrétiens.

Les premiers chrétiens, ainsi que tous les apôtres, n'ont été en grande partie que des Juifs qui, en s'éloignant des Pharisiens, prirent un chemin nouveau, plus spirituel et plus concordant avec les aspirations de la civilisation nouvelle, mais gardant tout de même dans leurs mœurs la circoncision.

Les propagateurs du christianisme, après la mort de Jésus, ont eu de grandes discussions à cause de la circoncision. Les apôtres juifs croyaient que les véritables chrétiens étaient seulement ceux qui étaient circoncis et l'apôtre Paul était contre cette croyance.

Les apôtres Pierre, Mathias, Jean, Jacques et d'autres encore étaient pour la circoncision des chrétiens, eux-mêmes étaient des chrétiens circoncis. Ils menaient une lutte acharnée contre l'apôtre Paul. En effet, voici comment les apôtres circoncis étaient traités par l'apôtre Paul dans sa lettre aux Philistins (1).

« Gare aux chiens, aux mauvais ouvriers, à tous ces mutilés, c'est nous qui sommes les vrais circoncis, nous qui adorons selon l'esprit de Dieu, qui mettons notre gloire et notre confiance en Jésus-Christ, non en la chair.

« Si je voulais me relever par ces distinctions charnelles je le pourrais à meilleur droit que personne, moi, circoncis le huitième jour, de la pure race d'Israël, de

(1) Renan, *Antéchrist*, page 21.

la tribu de Benjamin, Hébreu, fils d'Hébreu, ancien pharisien, ancien persécuteur, ancien observateur zélé de justice légale. »

De même dans la Bible, nous trouvons la lettre :

« Et moi, Paul, je vous dis que si vous vous faites circoncire, cela ne plaira pas au Christ. »

Les extraits qui précèdent sont des preuves évidentes qu'aux premiers temps les chrétiens avaient le rite de la circoncision, bien qu'aux commencements du christianisme la circoncision ait été le sceau distinctif des Sémites.

Qu'est-ce qui a amené l'apôtre Paul à se prononcer contre la circoncision ?

Un fait de grande importance. En raison de la propagation de cette blessure rituelle pour laquelle les nouveaux prosélytes chrétiens avaient un dégoût sans bornes, la religion de Jésus rencontrait de grandes oppositions.

L'apôtre Paul, le premier, comprit que le Christianisme ne pourrait jamais se développer si l'on ne tenait pas compte de la grande différence de race et d'habitudes qui existait entre Sémites et Romains, entre Sémites et Grecs ; que les Romains et les Grecs ne se convertiraient jamais à la religion chrétienne, si, en plus du changement complet de leur mentalité cosmogonique, on leur imposait encore la circoncision.

Pour ces motifs, il commença à propager chez les Romains l'idée qu'ils pouvaient embrasser le christianisme sans adopter le rite de la circoncision, parce que la morale de Jésus ne demande que l'élévation de l'esprit, sans porter atteinte à aucune partie du corps.

A partir de ce moment, le nombre des croyants augmenta rapidement et le christianisme doit à l'apôtre Paul sa grande extension en Europe, par le fait de la suppression de la circoncision.

Toutefois pendant longtemps de nombreux chrétiens gardèrent l'habitude de la circoncision.

Ces chrétiens étaient surtout ceux recrutés dans les rangs des Juifs, qui avaient pratiqué la circoncision de père en fils et qui en conservaient par conséquent l'habitude. Nous trouverons dans ce cas, les Nazaréens, les Ebionites, les Esséniens (saint Jean-Baptiste faisait partie de cette dernière secte) etc.

Même encore aujourd'hui il y a des chrétiens qui pratiquent la circoncision depuis des siècles : les chrétiens d'Abyssinie et les Coptes d'Egypte.

## But de la circoncision

Des faits cités dans la partie anthropologique sur la circoncision, il semblerait résulter que son rôle a une grande importance chez tous les peuples qui la pratiquent. Ainsi, pour les nègres, ce serait la marque du passage de l'enfance à la virilité ; pour les Sémites, le symbole de liaison de l'homme avec la divinité ; pour les vaincus, le signe de leur soumission et de leur captivité, le vainqueur faisant subir la circoncision à tous ceux qui étaient faits prisonniers de guerre. La question qui se pose est donc celle-ci :

Est-il possible qu'une seule et même habitude ait tant de significations, ou laquelle des interprétations données jusqu'à présent est la vraie ?

Si nous considérons les faits avec beaucoup d'attention et au point de vue des races, nous remarquons que des trois races : blanche, jaune et noire, il n'y a que cette dernière et les peuples qui se sont trouvés en rapport avec celle-ci, qui pratiquent la circoncision. Seuls les Chinois qui font partie des sectes mahométanes pratiquent la circoncision, car les sujets du Céleste Empire sont en grande partie adeptes de Confucius et de Bouddha, qui ne prescrivent pas la circoncision. D'ailleurs, leur organisation sociale tout entière, religieuse et phiosophique, est basée sur le culte des ancêtres qui s'oppose à la circoncision.

En Chine, la piété filiale est un devoir sacré envers les parents et le souverain. C'est l'origine de toutes les vertus dont la principale est la conservation du corps. Ce précepte exclut donc toute idée de circoncision pour la race jaune qui, par sa conformation anatomique, n'a pas, comme la race noire, à venir en aide à la nature par une opération quelconque, les seuls jaunes mahométans se soumettant à cette opération par croyance ou coutume religieuse. Nous pouvons affirmer que le rôle naturel de cette opération n'a pas sa source dans la religion. Du reste, les religions ne consacrent que les choses qui ont été effectuées avant toute croyance.

Nous voyons dans la circoncision des nègres un besoin physiologique. Le prépuce, chez eux est très long et assez étroit, de sorte qu'il empêche l'acte sexuel et c'est pour cela que les garçons qui approchent de la puberté ou qui y sont arrivés, c'est-à-dire vers la treizième ou quatorzième année, sont circoncis, comme nous l'avons déjà vu, et peuvent de la sorte être initiés aux secrets de la virilité. Chez les nègres pur sang, la circoncision est totale ; il n'en est pas de même chez les Polynésiens, les Malais, les Aztèques ou métis, (croisements des nègres avec des jaunes). Chez les métis, le prépuce, un peu moins long à cause du croisement, n'est pas complètement coupé, mais simplement entaillé.

En Arabie, dans certaines tribus, on trouve des hommes qui ne veulent pas accepter la circoncision, ceux-ci subissent d'atroces souffrances à cause de la conformation de leur prépuce et des maladies qui y prennent naissance, du fait des sécrétions qui s'accumulent entre le prépuce et le gland, sans qu'il soit possible de nettoyer l'endroit infecté.

Donc, la véritable raison de la circoncision, nous la trouvons chez les nègres. Chez eux, nous venons de prouver que la circoncision répond à un besoin réel et elle est pratiquée seulement lorsque l'état physiologique de l'individu, vers l'âge de 14 ans, l'a rendue nécessaire.

Mais pour la race blanche, pour les juifs, par exemple, la circoncision est plutôt un rite qu'un besoin

réel. Sans doute, à l'origine, cette coutume fut néces-
sitée par la quantité de sang noir qui s'était mélangée au sang blanc, mais ensuite les gouvernants juifs,
par esprit despotique et par mesure de domination,
pour éviter que l'individu, en évoluant, ne pût changer
d'idée et de croyance, reportèrent de l'adolescence au
8e jour après la naissance l'époque de la circoncision.
L'homme était ainsi marqué pour la durée de sa vie
d'un sceau religieux ineffaçable, mais le changement
d'époque supprimait la raison anatomo-physiologique
ainsi que la modification qui se produisait dans la
mentalité de l'enfant passant à l'adolescence.

*De ce qui précède et par le fait que la circonci-*
*sion ne constitue pas un signe distinctif spécial au*
*peuple d'Israël, parce qu'à côté de 8 millions de*
*juifs circoncis se trouvent les 180 millions de cir-*
*concis mahométans, et la plus grande partie des*
*peuples noirs, nous arrivons à la conclusion qu'au-*
*jourd'hui la circoncision chez les juifs est un non-*
*sens.*

. On est même fondé à croire, d'après les observations
qui suivent, que la pratique de la circoncision chez
les Juifs peut devenir une cause de dégénérescence de
la race.

## Physiologie du prépuce.

A quoi sert le prépuce, cette enveloppe de l'extrémité
de l'organe sexuel viril ?

D'après Metchnikoff, le prépuce n'a aucun rôle,

STÉRIAN. — Éducation sexuelle.                    2

pourrait manquer sans apporter aucun préjudice à l'homme. Cet auteur à raison pour les nègres et les Mahométans, chez qui la circoncision se fait à la puberté, quand le gland a atteint un bon développement physiologique. Il n'en est pas de même chez les Juifs.Chez eux, la circoncision, pratiquée dans la plus tendre enfance, aura dans le cours de l'évolution de l'individu une grande influence sur l'état anatomique et physiologique de l'organe viril.

Il est bien établi par la science que : *chaque fois qu'une partie du corps souffre d'une lésion anatomique dans les premiers temps de la vie, cette lésion aura une influence sur l'évolution anatomique, sur le développement et la fonction de l'organe* (1) ; par exemple les brûlures, même superficielles, arrivées pendant l'enfance à une main, à un pied, à la figure, donnent plus tard des défauts de développement.

La main ou le pied brûlé sera plus petit, plus mince, moins puissant que l'organe qui n'a pas souffert.

On peut en déduire, *a priori*, que l'organe sexuel viril, chez les Juifs, sera atteint dans son développement et sa fonction, par la circoncision.

Mes observations et celles de mes confrères m'ont permis de constater que les Juifs ont, pour la plupart, un organe viril beaucoup plus petit que celui des chrétiens.

D'autre part, ce sont les Juifs qui donnent le plus fort contingent d'impuissants sexuels avant terme.

(1) Voyez l'Atrophie numérique (*Presse médicale*, 1906).

Cette faiblesse précoce des forces viriles, quoique n'enlevant pas la puissance de conception, peut néanmoins contribuer à la stérilité et a de grands inconvénients dans le ménage. En effet la procréation demande une érection parfaite de la partie génitale de l'homme, pendant l'acte de rapprochement sexuel.

De quelle manière le prépuce dirige-t-il l'évolution de l'organe viril vers la puberté ?

Par un phénomène excito-réflexe semblable à celui produit par l'hymen chez la femme et dont nous parlerons plus loin. Ce phénomène excito-réflexe donne naissance à des érections qui contribuent au développement de l'organe. Il est provoqué par les sécrétions glandulaires qui s'accumulent entre le prépuce et le gland, sécrétions qui ne peuvent pas être gardées par les circoncis. Comme preuve, nous savons que, même chez les petits enfants d'un mois, on observe des érections qui ne sont dues qu'à la formation de l'urine dans la vessie ou aux sécrétions retenues entre la muqueuse du gland et le prépuce. Ces érections servent au développement du gland.

« La circoncision prédispose à l'impuissance virile, parce que, quand le prépuce manque, les papilles nerveuses viennent en contact direct avec l'air et les vêtements et peuvent s'atrophier en partie. Puis, la vitalité de ces papilles est encore diminuée par le manque de sécrétions qui, chez les non-circoncis, humectent l'épithélium du gland et, par conséquent, les papilles nerveuses.

D'ailleurs, cela est facile à comprendre, car l'enveloppe épithéliale du gland chez les Juifs est, à l'état
normal, toujours sèche, kératinisée.

Le prépuce enveloppe et ménage donc la sensibilité
du gland, en lui conservant sa finesse tactile. Ce qui a
une grande importance pour la conservation de la
fonction sexuelle. Mais l'ablation du prépuce en bas
âge, en dehors du défaut qu'elle cause dans la fonction sensorielle du gland, prédispose encore à une
involution de l'organe tout entier.

L'arc réflexe des nerfs sensitifs atteint dans son
rôle fonctionnel fait atteindre à son tour la trophicité
des tissus lésés. Voilà pourquoi l'organe viril chez la
plupart des juifs est plus petit que chez les chrétiens.

Comme conclusion, nous croyons que le prépuce a
un double rôle anatomo-physiologique : *le développement normal de l'organe sexuel et la conservation
de sa fonction.*

*En tenant compte de ces considérations, nous
croyons qu'il est temps que la confession mosaïque suive l'évolution naturelle et scientifique des
croyances humaines et renonce tout à fait à la
coutume rituelle de la circoncision.*

# CHAPITRE II

## L'HOMOSEXUALITÉ

Cette dénomination, vulgarisée par le journaliste allemand Harden, à l'occasion de son fameux procès, vient du mot grec *homoios* (semblable) et du mot *sexuel*. Par homosexualité nous entendons donc : *des rapports amoureux* entre personnes du même sexe, hommes avec hommes et femmes avec femmes.

C'est donc par erreur que l'on croit, ainsi que je l'ai bien souvent constaté, que la *première* partie de ce mot signifie *homme* (mari), du latin *homo, hominis*.

L'homosexualité chez les hommes consiste dans la pratique de la pédérastie active ou passive, c'est-à-dire l'intromission de l'organe viril dans l'anus d'un autre individu : le premier s'appelle pédéraste actif, le deuxième passif. Pourtant la pédérastie se différencie en quelque sorte de l'homosexualité, car, celle-ci se passe seulement entre hommes, tandis que la première peut avoir lieu entre homme et femme.

Nous avons à faire une autre différence au sujet des sexes. En effet, les femmes accomplissent cet acte de perversion génésique, comme si l'une d'elles était homme. En d'autres termes, tandis que, dans l'homosexualité féminine, les parties sexuelles des deux femmes viennent en contact, les hommes homosexuels pratiquent d'habitude la pédérastie.

On pourrait objecter que certains hommes, en renonçant à cette répugnante habitude de pédérastie, dans leurs rapports d'homosexuels, ont des rapprochements amoureux comme si l'un d'eux était femme. Ceux-ci sont-ils ou ne sont-ils pas homosexuels ? Sans doute, mais leur acte se rapproche plutôt de l'onanisme. D'ailleurs on peut dire la même chose des femmes.

On peut donc dire que les homosexuels se partagent en deux catégories :

1° *Les homosexuels-pédérastes*, actifs ou passifs ; dans cette catégorie figurent seulement les hommes ;

2° *Les homosexuels-onanistes*, groupe contenant quelques hommes et surtout des femmes.

**Le type des homosexuels.** — Les homosexuels ont une apparence spéciale.

En général deux ou plusieurs hommes homosexuels sont liés entre eux par une sorte d'amitié qui, pour un connaisseur très peu observateur, est une amitié idéale. Ils se font des cadeaux jolis et chers (bagues, bracelets, etc.); ils se regardent avec amour ; ils sortent ensemble à la promenade, au théâtre ; à table encore ils sont inséparables; *Castor et Pollux*, diraient les naïfs, *homosexuels* pour les connaisseurs.

Entre femmes, de même, une très étroite liaison d'amitié peut être suspecte d'homosexualité, ou encore toutes deux peuvent se faciliter réciproquement des rendez-vous amoureux naturels.

Les bons amis, nous le savons, s'aiment, soit *parce qu'ils font des affaires ensemble, soit parce qu'ils font la noce ensemble, ou bien l'un deux est l'ami de la maison et est par conséquent un contribuable précieux.*

Donc l'amitié idéale entre homme et homme, entre femme et femme ne peut prendre naissance qu'en vertu d'un intérêt commun, d'ordre soit intellectuel, soit matériel, soit sensuel.

Si nous regardons de plus près un homosexuel pédéraste passif, nous verrons quelque chose de particulier chez lui. Ainsi en général l'homosexuel est un jeune homme, agréable de figure, d'allure féminine.

Toujours bien et correctement vêtu, très élégant, peut-être beaucoup trop parfumé et poudré ; il porte de nombreux bijoux, comme les actrices et les demi-mondaines plus ou moins en vogue et très coquettement fait briller des bagues à ses doigts. D'autres poussent encore plus loin le pervertissement du port mâle : vêtus de couleurs voyantes, ils portent à leurs poignets des bracelets d'or garnis de pierres précieuses.

## CAUSES DE L'HOMOSEXUALITÉ

**Homosexuels par mauvaise éducation.** — Le nombre d'homosexuels est plus grand qu'on ne pourrait le croire. Dans les prisons, casernes, internats, hospices, écoles, assez souvent on peut découvrir les éléments de perversion sexuelle.

Il y a quelques années, les faits divers des journaux ont raconté que, dans un parc, des gardiens ont surpris de nombreux jeunes gens, qui s'y donnaient des rendez-vous homosexuels. Ils ont été condamnés par les tribunaux à la prison. En passant, nous croyons que les juges ont été mal inspirés en punissant de prison ces jeunes homosexuels. Ils auraient dû tenir compte de ce fait que, devant eux, se présentaient des personnes sans aucune responsabilité morale, purement et simplement *des amoraux*. A quoi donc peut servir la prison à des amoraux ? Il faudrait réfléchir, et se demander si le procès des petits homosexuels publié, dans le monde entier, ne peut pas être un élément de suggestion pour d'autres enfants, ou un élément de discrédit pour la société en général.

Les juges auraient pu procéder ainsi : appeler les parents ou les éducateurs de ces enfants, leur soumettre le cas, et les obliger, comme étant moralement responsables, d'avoir soin de l'éducation de ces petits citoyens sur qui ils avaient le devoir de veiller en bons parents, pour les préserver de ces pratiques immorales.

Pourquoi procéder de la sorte ? Parce que, quelle que soit la classe sociale de ces petits homosexuels, nous ne pouvons admettre que deux causes initiales ayant donné naissance à la perversion et à la précocité sexuelle : ou *l'imperfection de l'éducation* ou *l'indolence condamnable de l'éducateur.* Il n'y a que dans le cas où il est constaté que les pervertis sont des dégénérés au point de vue mental, et seulement dans ce cas, que la responsabilité de l'éducateur est couverte par des circonstances atténuantes, et les coupables doivent être internés dans des asiles, jamais dans des prisons.

Que faut-il en conclure ? C'est qu'une des principales causes de l'homosexualité est *le manque complet d'éducation sexuelle chez les enfants, dû à l'indolence ou à l'incapacité des éducateurs.*

Toujours dans le même ordre d'idées, je crois qu'il est nécessaire de chercher les causes de l'homosexualité en Allemagne, et nous tâcherons de faire un rapprochement avec ce qui se passe dans nos internats.

En Allemagne, la moralité de l'homme est poussée si loin qu'elle touche l'autre extrémité, c'est-à-dire l'immoralité. Ce qu'il y a de plus curieux, c'est que cet état de choses part d'un point de vue tout à fait idéal : *l'homme doit garder sa chasteté jusqu'au mariage.*

Nous verrons, en traitant l'abstinence, les avantages de la chasteté mâle jusqu'au mariage ! Au chapitre consacré à l'onanisme, nous faisons ressortir les erreurs de l'éducation des jeunes gens dans les internats, où l'on menace de renvoi de l'école en cas de maladie vénérienne.

Reste à savoir comment se produit cette perversion génésique chez les homosexuels.

*A priori*, il faut admettre que, dans toute réunion de jeunes gens ou d'adultes vivant en commun, et qui, pour une cause ou une autre, manquent pour un certain temps de rapports sexuels naturels, on trouvera fatalement, à un certain moment, des personnes ayant des habitudes d'homosexualité. Il est bon de savoir qu'à une certaine époque de la vie, la fonction génitale de l'homme demande à être satisfaite si impérieusement qu'on a vu des individus capables, pour calmer le désir sexuel, d'affronter des périls énormes, ou bien de faire des kilomètres à pied, pour arriver au but désiré. Supposons que de tels organismes soient enfermés sous la plus sévère discipline entre quatre murs — les monastères de moines, les internats d'éducation, les postes militaires éloignés, etc.. — il est facile de voir que, dans ces conditions, l'homme, par l'empêchement continuel de pouvoir satisfaire ses désirs génésiques, est forcé par les organes d'agir contre la morale, en pratiquant l'onanisme ou l'homosexualité.

Cette supposition est très logique et nous savons que l'abstinence prolongée de toute nature est d'autant plus dangereuse que l'individu est plus jeune. Il s'habitue petit à petit à des sensations, s'enracinant si profondément que plus tard, dans la période adulte, la plus jolie femme ne peut avoir d'attraits pour lui, et c'est pour cette raison que la plupart des homosexuels haïssent la femme.

C'est donc le résultat du manque d'éducation sexuelle.

**Homosexuels par dégénérescence mentale.** — Si, dans beaucoup de cas, les causes de l'homosexualité peuvent provenir d'une mauvaise éducation, dans d'autres, nous ne pouvons en chercher l'origine que dans la prédisposition par naissance, la perversion sexuelle, chez les personnes dégénérées, soit inférieures, soit supérieures. Tous les efforts des parents et des éducateurs pour vaincre ces penchants anormaux restent inutiles, parce que les homosexuels dégénérés sont à peine guérissables par des moyens médicaux.

Chez ceux-là, le goût pour l'homosexualité est le résultat de désirs qui n'ont pu être satisfaits. Beaucoup ont conscience du péché ; ils voudraient lutter contre leur vice, mais ils n'y parviennent pas, car le mal surmonte leur volonté.

D'après mes observations, je peux dire que ceux qui ont des sens pervertis sont le plus souvent des enfants déjà corrompus. Pour donner un tableau caractéristique de l'état d'âme de ces dégénérés, je citerai une partie de la description de Schüle sur la dégénérescence.

« Ce sont des enfants qui n'ont rien de l'enfant ; ils ne montrent aucun respect pour leurs parents, aucune affection pour leurs frères et sœurs, aucune compassion pour les animaux ; les louanges et les punitions les laissent également indifférents ; les exhortations ne les touchent pas ou les font persévérer davantage dans leur conduite. De très bonne heure, ils aiment à faire le mal et à enfreindre toutes les défenses, et cette tendance augmente à mesure qu'ils deviennent plus habiles dans le mal. Le mensonge et la dissimulation, malgré tous les efforts de l'éducation, leur sont chers, et ils y recourent sans cesse. Les joies et les douleurs de leurs parents ne les touchent pas ou n'éveillent en eux qu'un sentiment fugace ; si l'on a cherché à les redresser par des moyens énergiques. ils n'en sont que plus arrogants et déterminés. et ils retombent sans cesse dans les mêmes fautes. Souvent on est effrayé de les voir manifester très tôt les pires tendances, le besoin de voler, la méchanceté et même la cruauté envers leurs camarades. Sournois, vindicatifs, comédiens, ils simulent des maladies, des tentatives de suicide, portent des accusations imaginaires, quelquefois contre leurs parents, comme j'ai eu l'occasion de le voir récemment chez une petite fille qui accusait avec détails circonstanciés son père de l'avoir violée et qui était vierge. Ils sont souvent vagabonds, errent et volent dans les campagnes, mettent le feu aux granges, etc. Ce sont ces enfants qui changent constamment d'école en se faisant renvoyer de toutes. La puberté ne fait qu'accentuer leurs mauvais instincts : on les retrouve souvent plus tard pensionnaires des prisons ou des asiles, toujours dangereux, jamais disciplinés, malgré les déboires que leur cause leur caractère perverti. »

Il y a pourtant des cas où les penchants homosexuels prennent naissance dans un sentiment très pur, un amour platonique, qui insensiblement peut se convertir en rapports amoureux pervertis.

La preuve nous en est donnée par la lettre suivante:

« Je suis amoureux d'un de mes amis. Il est beau et
« je l'aime passionnément. Je ne suis pas homo-
« sexuel (!). C'est un amour noble, platonique, et qui
« me fait beaucoup souffrir ! Je n'aime plus les jeunes
« filles. Je pense toujours à lui. Sa beauté féminine,
« son sourire me suivent partout. *Et pourtant il ne*
« *répond pas à mon fol amour.* Depuis un an je
« lutte avec cette malheureuse passion, mais l'amour
« de mon cœur est plus puissant que la voix de la
« raison. La vie sans lui me semble pleine de larmes
« et de souffrances, et pourtant entre nous s'élèvent,
« comme une muraille, les lois des hommes et de la
« nature. J'ai 17 ans, etc... »

Voilà un tempérament romantique et enclin aux
perversions amoureuses. Il est facile de prévoir ce qui
serait arrivé si l'être adoré avait répondu à ces sentiments anormaux.

Sans doute ils auraient eu des rendez-vous dans
des endroits solitaires, des promenades bras-dessus
bras-dessous, et à un moment donné, dans la fureur
des baisers, le sens génésique se serait éveillé, et l'excitation de l'amour platonique serait devenu amour sensuel, ce qui, entre personnes du même sexe, n'est que
l'homosexualité sous la plus véritable forme : pédérastie ou homosexualité-onanisme.

Que les jeunes gens se gardent donc bien tous de
s'engager dans cette voie de l'amour sentimental.
Un amour, même platonique, n'est ni sain ni naturel
entre deux personnes de même sexe.

**Homosexuels pour causes locales.** — Il y a encore une cause d'homosexualité dans les irritations locales, à l'anus, produites par les oxyures vermiculaires, maladies très répandues chez les enfants et les adolescents ; le prurit anal et les hémorroïdes chez les adultes.

Il est bon de savoir que les causes locales ne font que réveiller les désirs de pédérastie, spécialement pour les individus, chez qui la perversion sexuelle n'était qu'à l'état latent.

Les pervertis sont assez souvent atteints de maladies organiques sérieuses. Souvent parmi les homosexuels nous rencontrerons des personnes atteintes de lymphatisme, de scrofule, de tuberculose, d'hystérie, d'épilepsie, etc.

Les maladies organiques présentent un intérêt capital au point de vue de la guérison de ces malheureux.

## TRAITEMENT DE L'HOMOSEXUALITÉ

Le meilleur moyen pour guérir un malade (parce que les homosexuels en général doivent être considérés comme des êtres pathologiques) est d'éviter la cause qui provoque le mal.

Ainsi, en ce qui concerne l'éducation dans les internats, les professeurs, les directeurs des écoles de jeunes gens, devront juger avec beaucoup de sagesse les infractions des élèves relativement à la vie sexuelle.

Ils doivent avoir, avec cette catégorie d'adolescents, une discipline moins sévère, ainsi que nous l'avons dit, et nous nous souvenons assez bien des souffrances que nous avons subies aux approches de la puberté.

Les conférences didactiques, les écrits de vulgarisation sont nécessaires aux adolescents naïfs, et dans ces conférences on donnera le plus souvent possible, avec de bons conseils, des notions de bonne hygiène.

Le mutisme des professeurs, en ce qui concerne l'éducation sexuelle, la sévérité trop grande des parents sont des habitudes qu'il importe de changer.

Il ne faut pas croire qu'en cachant aux adolescents de nos écoles le rôle de notre fonction génésique, nous éviterons de nous engager dans une fausse voie, en réveillant le sens de la sexualité; le silence ne peut contribuer au développement de la morale. L'adolescent, instinctivement, par l'imagination et l'ouïe, est averti à temps du rôle des organes génitaux, par la nature même des choses, avec ou sans notre volonté, par l'évolution de la puberté. Laisser l'adolescent voguer à la dérive, en proie à de nouvelles sensations, assez souvent incomplètement comprises, est un mal qui ne peut être enrayé que par l'expérience personnelle. Les résultats de cette expérience? Nous savons tous que ce sont les maladies les plus fâcheuses, les habitudes les plus abjectes : voilà l'expérience des jeunes gens d'aujourd'hui.

Combien de brillantes carrières ont été anéanties, combien de bras valides l'État ne perd-t-il pas chaque année à cause du non-savoir dans lequel se morfondent tant de futurs citoyens?

Il en résulte que les directeurs d'écoles doivent s'efforcer de ne pas être trop sévères avec les jeunes gens qui cherchent à avoir des rapports sexuels naturels ; et si le sort veut qu'un élève tombe malade, qu'il ne soit pas chassé de l'école, car il est inhumain, si un individu tombe dans le malheur — la maladie étant un véritable malheur — de le punir, comme le prescrit notre coupable morale. Souvent ceux qui tombent malades ne sont pas fautifs, l'insouciance de la société en est la cause.

Le traitement des deux autres catégories de pervertis : homosexuels dégénérés, homosexuels par causes locales ou générales, se fera en rapport avec la dégénérescence ; nous nous conduirons de la même façon avec ceux atteints de lymphatisme, de scrofule, de tuberculose, d'hémorroïdes, de prurit anal, etc.

Il n'y a pas longtemps, le docteur Bérillon (1), dans une séance de la *Société de Psychologie de Paris*, a montré que l'hypnotisme est un procédé que l'on peut employer pour guérir les pervertis sexuels.

« L'hypnotisme est la condition inéluctable de la guérison des invertis. Celle-ci est d'autant plus complète et durable que l'état hypnotique a été obtenu plus promptement et plus profondément. Dans ces cas, l'hypnotisme doit être résolument impératif, car les in-

(1) *Journal des accoucheurs*, n° du 1er septembre 1908.

vertis sont tous timides, et le traitement de l'inversion comporte concurremment, le traitement de la timidité. »

Non moins intéressantes sont les observations faites dans la même séance de ladite société par le D<sup>r</sup> *Bérillon* sur les homosexuels.

« Une analyse attentive, portant sur un grand nombre d'hommes, m'a démontré que ceux qui accordent à l'instinct sexuel une satisfaction normale sont doués d'un sens olfactif en bon état de fonctionnement. C'est un point essentiel sur lequel il est nécessaire d'insister.

« Au contraire, j'ai constamment observé de l'*anosmie* chez les sujets qui manifestent des dispositions marquées à l'inversion sexuelle. Chez un certain nombre, cette *anosmie* semble de nature essentielle, sans cause apparente, sans doute sous la dépendance de la dégénérescence héréditaire.

« L'inversion sexuelle aurait donc un point de départ évident dans une altération de la fonction olfactive. Et la première condition pour être un bon hétérosexuel et pour subir l'attrait du sexe opposé est d'avoir un bon odorat. L'état contraire prédispose certainement à l'homosexualité.

« En même temps que j'ai constaté cette diminution de la puissance olfactive chez les homosexuels, j'ai acquis la certitude que ces mêmes sujets présentaient une prédominance de l'aptitude visuelle. Par ces caractères ils se rapprochent de l'état habituel de la femme qui, n'étant jamais olfactive, se montre, au contraire, lorsqu'on se place au point de vue sexuel, essentiellement visuelle.

« L'inversion sexuelle ne serait donc, à tout prendre, qu'une inversion sensorielle, d'où l'indication, dans le traitement de l'homosexualité, de placer la rééducation du sens olfactif à la base de toute intervention thérapeutique. Ici, la théorie s'est trouvée pleinement confirmée par la pratique. Les homosexuels chez lesquels nous avons procédé à la rééducation de l'olfaction, tant par l'emploi des agents physiques que par celui de la suggestion dans l'état d'hypnotisme, ont tous bénéficié d'une modification très marquée dans l'orientation de leurs dispositions sexuelles. »

Les observations de M. Bérillon s'appuient aussi sur ce que nous avons tous pu voir chez les animaux. Ainsi, nous n'avons qu'à regarder attentivement les habitudes sexuelles des chiens ; nous nous demandons : pourquoi commencent-ils par se sentir ? De même, n'importe qui peut constater que seul le mâle sent les parties génitales de la femelle, et que celle-ci ne pratique pas l'odorat génital, chose très naturelle, parce que les parties sexuelles du chien ne donnent aucun odorat attractif pour sa compagne.

On remarque la même chose chez l'étalon et la jument. Quand le premier est fatigué ou vieux, les éleveurs, pour réveiller le sens génésique, mouillent une éponge dans le vagin de la jument et la mettent dans les naseaux de l'étalon.

Chez les gallinacés, nous voyons le coq, pendant ses

époques génésiques, paré de plumes jolies et resplendissantes, parure de noces.

Il est certain que c'est à sa fonction génésique qu'il doit une semblable parure, car il n'est pas douteux qu'aux yeux de sa compagne l'aspect du beau plumage n'agisse comme puissante attraction génésique.

*Il résulte donc qu'au point de vue sexuel la femme est une visuelle tandis que l'homme doit rester toujours un olfactif.*

# CHAPITRE III

## LA MANUSEXUALITÉ [1]

Voici comment *Voltaire* explique dans le *Dictionnaire philosophique* (2) l'origine du mot *onanisme* :
« Judas avait marié son fils aîné, Her, à la Phénicienne Thamar. Her qui avait un mauvais caractère fut tué. Le patriarche voulut que son second fils, Onan, épousât sa veuve ; selon l'ancienne loi des Egyptiens et des Phéniciens, cela s'appelait susciter des enfants à son frère, le premier-né du second mariage portant le nom du défunt, et c'est ce qu'Onan ne voulait pas. Il haïssait la mémoire de son frère, et pour ne pas avoir d'enfant qui portât le nom de Her, il est dit qu'il jetait sa semence à terre. Or, il reste à savoir si c'était au moyen de la masturbation qu'il éludait le devoir conjugal ; la Genèse ne nous apprend point cette particularité. Mais aujourd'hui ce qu'on appelle commu-

(1) Synonymes : onanisme, masturbation, souillure, passion contre nature, vice manuel, vice génital, manœuvre solitaire ; manusexualité est une expression que je crois bonne pour définir cette action.
(2) Voir Dr H. FOURNIER, *l'Onanisme*.

nément le péché d'Onan, c'est l'abus de soi-même avec
le secours de la main, vice assez commun aux jeunes
garçons et même aux jeunes filles, qui ont du tempérament. »

## TYPE DU MANUSEXUEL. CAUSES.
## CONSÉQUENCES. TRAITEMENT ET GUÉRISON

**Type du manusexuel.** — 1º Les signes d'après
lesquels on reconnaît ceux qui pratiquent la masturbation sont, dans la plupart des cas, les suivants :
les yeux cernés, la pupille plus dilatée (d'où leur
regard terne) ; les paupières moins ouvertes que d'habitude ; le teint plus pâle que d'ordinaire. La plupart
sont myopes : nous parlerons plus tard du rapport
existant entre la myopie et l'onanisme. Tout d'abord
on remarque chez eux le grossissement du cou, ce qui,
d'après certains auteurs, établirait une liaison entre le
corps thyroïde et les fonctions génitales. En outre on
peut encore quelquefois remarquer *une odeur pénétrante de sperme.*

D'où vient cette odeur ? Est-elle due à une particularité de la sueur du masturbateur, ou a-t-elle une
autre cause ? D'après notre opinion, celui qui s'adonne
à ce malheureux vice, dans les moments du spasme
sexuel et après l'accomplissement de l'acte, sans le
vouloir, salit son pantalon et son linge, du fait de
l'éjaculation.

Ce signe est d'autant plus puissant que celui qui

s'adonne à ce vice le pratique depuis plus longtemps. Personnellement j'ai pu découvrir l'onanisme en me guidant d'après l'odeur du sperme.

Un autre signe, c'est l'émotivité : quand celui qui pratique ce vice parle avec quelqu'un, rarement il peut garder une figure sérieuse ; dans la plupart des cas, il rit ou sourit sans aucun motif.

En marchant, étant obsédé par des pensées si lubriques, il rit tout seul, puis, tout à coup, comme s'il avait peur d'être vu, il prend un air sérieux. En d'autres termes, il est la proie d'un déséquilibre mental.

Dans la plupart du temps ses mains tremblent ; sa figure devient rouge quand il fait la connaissance de quelqu'un ; le sang lui monte au visage quand il reçoit des observations, ou, pour les élèves, lorsqu'on les appelle au tableau à l'école.

Beaucoup parmi ceux qui ont ce malheureux vice tiennent constamment une main dans la poche et se masturbent étant debout, ayant l'air de regarder vaguement devant eux.

Ils souffrent assez souvent de palpitations, et sont timides pour parler. Devant les femmes et les jeunes filles, ils rougissent et perdent la tête quand ils se trouvent près d'elles. Si le vice de l'onanisme est trop enraciné, les hommes deviennent tristes ; ils haïssent la femme ; d'autres sont pessimistes, et peuvent même être atteints de maladies nerveuses ou mentales. Le délire de la persécution, la mélancolie, l'hystérie et la neurasthénie les guettent.

La tristesse et la mélancolie de certains malheureux sont provoquées encore par *deux causes* :

1° *La conscience du péché* qu'ils commettent envers leur corps et la société. Ceux-ci peuvent être guéris facilement. Par contre, les autres, tout à fait pénétrés par le vice, savent cacher avec un grand art leur état d'âme.

2° *L'impuissance virile.* Lorsque celui qui a pratiqué la manusexualité maîtrise son vice et veut reprendre les liaisons sexuelles naturelles, voit, non sans étonnement, qu'il reste froid, sans aucun goût, l'acte sexuel le dégoûte, ou bien il reste devant la femme tout à fait impuissant, honteux, perdu.

Beaucoup, persistant dans ce vice, fuient la société des femmes, retombent dans leur passion et contractent des perversions sexuelles ; ils deviennent pédérastes ou homosexuels.

Cet état de ceux qui cherchent à se réhabiliter et ne le peuvent pas est assez souvent le point de départ de la neurasthénie et des suicides. Si ces malheureux savaient — comme nous le verrons dans un chapitre spécial — que leur impuissance peut être guérie par des moyens médicaux, certainement l'espérance d'une guérison leur ferait tenter le traitement.

Certaines personnes croient que ceux qui pratiquent la manusexualité ont une perte de mémoire appréciable. La chose est simplement apparente. En effet, leur mémoire et leur intelligence se conservent longtemps assez bien ; mais ce qui leur donne cette apparence c'est *le manque d'attention.*

Ils ont toujours leur pensée ailleurs ; on leur parle : à peine ont-ils l'air de comprendre, à cause de leur inattention.

## CAUSES DE LA MANUSEXUALITÉ

Presque tous les auteurs considèrent qu'une des principales causes de l'onanisme est la décadence ou le manque d'éducation morale de la jeunesse.

La chose est vraie jusqu'à un certain point ; en effet, l'onanisme peut être provoqué par un moral vicieux. Pourtant, il est impossible d'accepter la supposition que, dans les pensionnats, dans les casernes ou dans les réunions de personnes, où la manusexualité se pratique couramment, tous les gens en proie à ce vice le soient à cause d'un moral décadent.

D'un autre côté, il est vrai que l'onanisme est une maladie contagieuse, parce que certains de ceux qui s'y livrent sont comme les ivrognes qui, en buvant et en s'enivrant, désireraient que tout le monde les imite. Il est rare qu'un ivrogne boive tout seul, de même ceux qui pratiquent la masturbation initient les autres à leur malheureuse jouissance. Ainsi, il suffit que, parmi cent élèves, il y ait deux ou trois vicieux pour que la maladie s'étende sur toute l'école.

Je me souviens qu'il y a quelques années je fus appelé par le Directeur d'un pensionnat pour rechercher les élèves qui avaient cette mauvaise habitude. Eh bien, croyez-vous que, parmi les deux cents élèves,

il n'y en avait que deux qui ne pratiquaient pas l'onanisme? et ceux-ci n'avaient pas accompli leur onzième
année ! Tous les autres commettaient le *péché d'Onan*.

L'extension de ce vice dans les écoles et dans les
internats (surtout dans ces derniers) est causée par la
sévérité trop grande de certains pédagogues et directeurs de pensionnats.

Un jour je parlais à l'un de ces guides de la jeunesse
scolaire, homme très instruit et très sage, maître émi-
nent pour l'éducation sociale, mais, en ce qui concerne
l'éducation sexuelle, il m'a semblé qu'il n'était pas
dans le vrai.

Voici ce qu'il me dit, à un certain moment de notre
conversation :

— Docteur, depuis quelque temps je n'ai plus aucun élève souffrant de maladies sexuelles dans mon
établissement.

— Comment avez-vous fait pour arriver à ce superbe
résultat? demandai-je avec une certaine curiosité.

— C'est très simple. L'élève qui est pris avec la
blennorragie ou une maladie syphilitique est chassé
de l'école, répondit-il.

— Par conséquent, des cent élèves que vous avez
dans votre école aucun ne souffre de ces maladies.

Sur le moment, pour ne point désobliger mon
interlocuteur, je ne répondis rien. Mais je peux dire
franchement que son système — qui est celui de beaucoup d'autres — est tout à fait condamnable.

En effet, examinons ce qui se cache sous cette apparente sagesse des élèves.

La question a plusieurs aspects :

1º Une partie des élèves, disons 15 %, au risque d'être renvoyés de l'école, ayant un tempérament mâle, ont des liaisons sexuelles naturelles. Certains de ceux-ci contractent des maladies vénériennes et sont chassés ; d'autres échappent et restent au pensionnat. Quelle est la différence entre ces deux catégories de jeunes gens au point de vue de la moralité ?

Aucune, seulement le hasard favorise les uns et non les autres.

Notre conduite dans ces circonstances ressemble à celle d'un juge qui punit un voleur, non pas parce qu'il a volé, *mais parce qu'il n'a pas été assez adroit pour ne pas se faire prendre.*

2º Une autre partie des élèves, et ceux-ci en très petit nombre, doués d'une volonté de fer ou d'un organisme ayant des qualités spéciales, s'abstiennent complètement de la vie sexuelle.

3º La troisième partie des élèves, ce sont les plus nombreux, soit à cause de la peur de ceux qui les dirigent, soit parce qu'ils craignent les maladies sexuelles, pratiquent la manusexualité ou l'homosexualité.

Quel est donc le résultat auquel nous arrivons par la grande sévérité dont nous avons parlé tout à l'heure ? Sur cent adolescents, quatre-vingt-cinq deviennent des manusexuels.

Sur ce nombre, nous aurons approximativement

5o °/₀ d'impuissants qui, plus tard, ne pourront remplir leurs devoirs ni envers leurs femmes, ni envers la patrie; certains resteront célibataires; d'autres tomberont dans la mélancolie, dans la neurasthénie, ou se suicideront. D'une manière générale, parmi ces futurs citoyens, nous aurons au moins 5o °/₀ d'inaptes pour la reproduction; des malheureux, pour lesquels la vie est un calvaire.

## LA MANUSEXUALITÉ COMPENSATRICE

D'après certains auteurs, Castaigne, Forel, l'onanisme, bien qu'on ne puisse pas le conseiller, peut être toléré quelquefois. Nous trouvons dans le *Journal médical français* du 15 septembre 1908 :

« Est-ce donc à dire que la masturbation doit être conseillée, ou même tolérée par le père de famille chargé de l'éducation sexuelle de son fils ? — Je crois que jamais, à aucun point de vue, elle ne peut être conseillée. Quant à la tolérer, je n'y vois pour ma part aucun inconvénient, quand il ne s'agit pas, bien entendu, de formes satyriasiques avec répétition fréquente de l'onanisme, mais bien de cette forme que Forel (1) appelle très justement masturbation compensatrice, parce qu'elle ne repose pas sur une anomalie de l'appétit sexuel, mais ne sert qu'à satisfaire, par compensation, un besoin naturel. Je sais bien qu'on a accusé l'onanisme de provoquer des maladies nerveuses, de

(1) FOREL, *la Question sexuelle.*

prédisposer à l'hypocondrie, etc. En réalité, la plupart
des sujets chez lesquels on constate l'association d'habitudes solitaires et de tares nerveuses étaient déjà des
psychopathes bien avant de se masturber, si bien que
je crois, avec Forel, que l'hypocondrie sexuelle n'est
nullement l'effet de l'onanisme, elle le précède, et ce
dernier est plutôt son effet, ou lui est simplement
associé. »

« Ainsi donc j'estime que la masturbation, si elle
est exclusivement compensatrice, n'a pas les funestes
effets qu'on a cru lui reconnaître. Sans doute je la
réprouve et il est à souhaiter que le jeune homme
n'ait pas cette habitude ; mais s'il l'a dans les proportions modérées que je viens d'indiquer, je ne me
sentirai jamais le droit, pour ma part, de lui conseiller
de remplacer la masturbation par l'amour vénal, ce
dernier me paraissant, à tous les points de vue, la
solution la plus dangereuse des deux. »

Ces deux auteurs, à cause de leur grand désir de
supprimer complètement la prostitution, sont tout à
fait dans l'erreur. Ils n'ont pas eu certainement l'occasion de connaître de près ceux qui pratiquent la
manusexualité ; ils n'ont pas étudié minutieusement
l'état physique et l'état d'âme, soit du manusexuel
qui commence, soit de celui qui pratique l'onanisme
depuis longtemps.

Si nous examinons de près cette question, voilà ce
que nous trouvons. Celui qui pratique l'onanisme, au
début de cette désastreuse habitude, comme poussé

par une volonté étrangère et puissante, répète l'acte très souvent : au moins une fois par jour, sinon plus. L'enfant et l'adolescent ne peuvent connaître la juste mesure de Castaigne et Forel *que plus tard*, et *alors il est trop tard*.

L'onanisme est un vice qu'on ne peut maîtriser qu'avec beaucoup de difficultés : la facilité de l'accomplissement de l'acte pousse fatalement le jeune homme à l'excès. Après un an ou deux, l'adolescent arrive, il est vrai, à espacer les séances manusexuelles, mais, parce que l'impuissance génitale a fait son apparition, et c'est là justement la cause qui provoque l'espacement : *il ne sent plus le besoin de manuélisation aussi souvent qu'auparavant.*

Il est excessivement dangereux de recommander, jusqu'au mariage des jeunes gens, le procédé — d'ailleurs très économique et sans péril des maladies syphilitiques — de Castaigne et Forel.

Beaucoup de jeunes gens dans ce cas ne chercheront plus la femme, car ils la trouvent dans leur imagination ; nous n'aurons plus de maladies vénériennes, mais en même temps, avec l'élan de l'imagination et l'élan poétique, périront les hauts sentiments envers le beau sexe. De même que des auteurs conseillent l'onanisme modéré entre garçons, ainsi, peut-être trouvera-t-on, dans un avenir assez rapproché, d'autres auteurs — des femmes certainement — qui conseilleront aux femmes aussi l'onanisme modéré. Nous verrons alors ce spectacle stupide, hommes d'un côté, femmes de l'autre, goûtant, en silence, les plaisirs solitaires, et dénaturant complètement le but de la création ; c'est une faute très grave de laisser glisser les jeunes gens sur cette pente dangereuse.

Le monde, si corrompu qu'il soit, pour les réalistes, sera toujours un beau spectacle tant qu'il restera tel qu'il a été créé. Seul l'épanchement naturel doit être protégé, et la nature doit être écoutée, ses lois étant immuables et inéluctables.

Tolérer l'onanisme modéré, c'est comme tolérer l'alcoolisme modéré : un petit verre d'alcool en demande un deuxième, puis un troisième, et ainsi une séance d'onanisme crée le besoin urgent d'autres séances.

Nous avons eu l'occasion de nous entretenir avec des manusexuels modérés, et avec d'autres passionnés. Dans le cas où l'adolescent faisait partie de la première catégorie, nous avons trouvé la cause de sa modération dans la débilité physique due à sa naissance ; en ce qui concerne les autres, ils ne peuvent se maîtriser à aucun prix, soit par suite de maladies constitutionnelles (les scrofuleux), soit à cause de leur grande vitalité organique (tempéraments sanguins et bilieux).

## CAUSES PHYSIOLOGIQUES, CONSTITUTIONNELLES ET DE CONTAGION

Nous avons vu, d'après ce qui précède, que le manque de moralité des jeunes gens n'est pas la cause de la manuélisation, mais, s'il s'agit de trouver quelque chose d'immoral, c'est la mauvaise éducation à laquelle nous les soumettons : *on peut avoir des rapports sexuels naturels, mais sans contracter de maladie, ou, ce qui revient au même : vole, mais fais attention à ne pas être pris, voilà la devise de cette éducation.*

Donc, les deux ou trois personnes qui apprennent le vice à une école entière sont immorales comme, d'une manière indirecte, les éducateurs trop sévères.

En dernière analyse, nous devons expliquer la cause de l'immoralité des premiers et de ceux qui suivent leur exemple.

Les véritables causes qui portent vers l'onanisme semblent être de trois sortes : physiologiques, constitutionnelles et manque d'éducation, par contagion.

**Causes physiologiques.** — « Ce n'est pas sur les enfants qui sont vifs, et qui se livrent avec impétuosité aux jeux pour lesquels il faut le plus de mouvements et d'efforts, que l'onanisme exerce le plus ses effets, mais sur ceux dont les sens et l'esprit se grossissent d'une activité qu'une vie sédentaire ne permet pas d'utiliser autrement. La puberté, cette émancipation des organes générateurs, chez les individus qui ne prennent de repos que juste ce qui est nécessaire pour dissiper la fatigue, arrive deux ou trois ans au moins plus tard que chez ceux qui ne prennent d'exercice qu'au gré de leur désir, pour se délasser du repos.

« En comparant la vigueur des anciens à la nôtre, nous avons lieu de croire que l'onanisme était moins commun chez eux qu'il ne l'est chez les modernes, dont le système nerveux est plus irritable par l'effet d'une infinité de causes que les anciens ignoraient.

« Cependant le genre de vie, la facilité des rapports sexuels, la violence des exercices gymnastiques qui dépensaient une surabondance de force et faisaient éviter toute occasion de perdre une énergie et une vigueur fort appréciées, toutes ces causes ont empêché la masturbation d'étendre ses ravages.

« Les habitants du Nord sont moins sujets à se livrer à la masturbation que ceux du Midi, et cette différence s'explique par l'ardeur du climat, qui engage par lui seul aux excès vénériens, par le plus haut degré de développement de la sensibilité et par l'organisation sociale (1). »

*De ce qui précède, on peut déduire avec beaucoup de raison que le mouvement, les jeux de gymnastique et tous les autres sports dans lesquels l'activité musculaire est bien réglée empêchent de prendre l'habitude de la manusexualité.*

Supposons néanmoins qu'on satisfasse à ces conditions d'exercices ; si on ne tient pas compte de l'hygiène des organes sexuels, le mal peut encore se propager. Quelle est donc cette hygiène ? L'hygiène sexuelle comprend deux chapitres : l'hygiène locale, et l'hygiène générale.

**Hygiène locale chez les garçons. — Smegma.**

(1) FOURNIER, *l'Onanisme.*

— La peau de toutes les régions du corps se renouvelle chaque jour, phénomène que nous pouvons constater par les pellicules que nous perdons lorsque nous ne nous sommes pas baignés depuis longtemps. L'extrémité de l'organe sexuel, appelée *gland*, possède aussi cette caractéristique ; il faut y ajouter la sécrétion sébacée de la *muqueuse du gland*, qui donne naissance à une sorte de matière blanche, appelée *smegma*. Le rôle du smegma est d'entretenir une faible humidité sur le gland. Quand elle se forme en quantité normale, elle sert aussi au développement de l'organe sexuel mâle, par une faible excitation (phénomène excito-réflexe).

Dans bien des cas, ce produit se forme en très grande abondance, de sorte que si on ne se lavait pas régulièrement, cette matière deviendrait incommodante, et donnerait naissance à des inflammations (balanoposthite), par des infections microbiennes, qui trouvent là un milieu propice.

Le smegma, dans la plupart des cas, ne provoque pas d'inflammations, mais il produit une grande irritation du gland, une démangeaison, qui fait que l'enfant — sans qu'il puisse se rendre compte de ce qui s'y passe — met la main, inconsciemment, aux organes génitaux.

Cet attouchement, qui constitue une sorte de grattage, irrite de plus en plus l'organe sexuel. De là au vice de l'onanisme il n'y a qu'un pas.

Il m'est arrivé bien souvent d'être consulté dans de pareils cas.

Des parents très inquiets m'ont demandé des conseils pour des garçons qui se frottaient de la sorte par-dessus le vêtement ou même en dessous de la petite robe, sans pouvoir s'abstenir. Mon habitude est d'examiner tous les organes du corps, et assez souvent j'ai trouvé l'appareil génital — à l'étonnement de ceux qui y assistaient — plein de smegma. Il a été suffisant, presque dans tous les cas, de prendre des mesures hygiéniques pour que le mal disparaisse complètement.

Il est vrai que, chez d'autres, même quand le smegma n'existe plus, le péché d'Onan persiste.

En ce cas l'habitude a été prise petit à petit et elle tient une place importante dans la vie de l'enfant. Quoique chaque jour, en commettant l'acte, il nettoie l'organe sexuel, il ne peut plus se défaire du vice contracté.

**Hygiène locale chez les jeunes filles.** — Sur les parties génitales externes des filles, dans la région appelée petites lèvres et clitoris, prennent naissance des sécrétions glandulaires et des écorchures naturelles de la peau, qui, lorsqu'elles se trouvent en très grande quantité, produisent des démangeaisons au commencement, et, plus tard, en réveillant le sens génésique, les amènent à se gratter et à prendre ainsi l'habitude de l'onanisme.

Pour le sexe féminin, d'autres causes provocatrices

physiologiques consistent dans les résidus menstruels. Le sang, qu'elles perdent chaque mois, dans le cas où l'hymen touche trop l'ouverture, laisse derrière cette peau virginale un reliquat. Les résidus menstruels, entrant en décomposition, irritent la vulve, d'où démangeaisons, grattages et vice de l'onanisme.

A ce point de vue nous pouvons dire : *l'onanisme est un penchant naturel de tout enfant, se trouvant dans les conditions physiologiques citées plus haut.*

**Hygiène générale.** — Le manque d'exercice, comme nous l'avons déjà vu, la vie renfermée, la lecture des romans sensuels font naître dans l'imagination de l'adolescent des idées érotiques précoces.

Le manque d'hygiène alimentaire peut être quelquefois mis en ligne de compte parmi les causes.

A ce point de vue, je dois attirer l'attention sur le chocolat. Rien n'est plus malsain, pour les enfants, que ce produit alimentaire, dont malheureusement on abuse trop. Laissons de côté le fait que le chocolat gâte l'appétit et même l'estomac, mais il est par excellence un excitant du système nerveux et circulatoire, soit à cause de la grande quantité de théobromine qu'il contient, soit de l'acide oxalique, qui se trouve en abondance dans le *cacao*, élément principal du chocolat.

Il faut ajouter aussi les boissons alcoolisées, que les jeunes gens ne doivent prendre qu'en très petite quantité avant l'âge de 21 ans, parce qu'elles excitent aussi le système cérébro-spinal, qui préside à la fonction des organes génitaux.

Nous pouvons aussi condamner les boissons diuré-
tiques. Les soupes, les potages, le thé, le café, le chocolat, la bière produisent une grande quantité d'urine
assez acide dans la vessie pendant la nuit, surtout si
l'enfant les a pris pendant le repas du soir. Cette quantité d'urine peut donner naissance à deux sortes d'inconvénients.

1° Ou la vessie, étant puissante et fonctionnant
d'une manière normale, garde l'urine : celle-ci donne
alors naissance à une démangeaison excito-réflexe, qui
s'accentue à l'extrémité de l'organe génital (le gland),
d'où érection et excitation sexuelle avec suite d'onanisme ;

2° Ou la vessie est faible et l'urine est expulsée involontairement, l'enfant échappe à l'excitation sexuelle,
mais il a une incontinence d'urine pendant la nuit.

**Causes constitutionnelles.** — L'onanisme est
plus facile à guérir quand nous avons affaire à une
habitude prise par contagion d'un enfant à l'autre, ou
lorsqu'on a négligé les règles d'hygiène, car, en suppri-
mant ces causes simples, on en supprime les conséquences. Mais il y a des cas dans lesquels la surveillance morale et hygiénique ne suffit pas, parce que le
mal est entretenu par des troubles profonds, qui
dépendent de la santé générale : nous avons nommé les
maladies constitutionnelles. Parmi celles-ci, sans doute,
il faut considérer comme ayant une importance capi-
tale : le lymphatisme, les scrofules et l'arthritisme héréditaire.

Pour les deux sexes, on sait que le lymphatisme et les scrofules provoquent des écoulements soit des oreilles, soit des yeux, des catarrhes et végétations nasales, des amygdalites, soit des pertes des organes génitaux.

Les écoulements qui apparaissent aux organes génitaux se voient surtout chez les filles.

Il est fréquent de rencontrer des fillettes ainsi que des jeunes filles ayant des *flueurs blanches ou leucorrhée*.

Chez les petites filles, on croit que d'habitude ces pertes sont dues à une inflammation de la vulve et du vagin, d'où la dénomination de *vulvo-vaginite ;* chez les jeunes filles et chez les femmes, on sait que cet écoulement provient de la matrice. Dans un cas comme dans l'autre, quelle que soit l'origine de la perte, il faut tenir compte de deux choses :

1° *Que la plupart des jeunes filles et des femmes qui ont la leucorrhée sont lymphatiques ou scrofuleuses ;*

2° *Que ces pertes irritent les parties sexuelles externes et donnent des démangeaisons.*

Très souvent nous avons vu des écoulements abondants chez des jeunes femmes qui ont pratiqué l'onanisme, ce qui paraît à certains auteurs un effet de la masturbation.

C'est une erreur : il est indiscutable que l'onanisme augmente ces pertes, mais, dans la plupart des cas, la leucorrhée préexiste et provoque l'onanisme.

Les observations suivantes, appartenant à H. Fournier, sont très instructives :

« En novembre 1873, M. le docteur P..., d'Epernay, m'adressait une petite fille de 17 mois, qui avait contracté des habitudes d'onanisme. Non seulement elle se livrait à ces manœuvres vicieuses avec ses mains, mais se servait aussi de ses cuisses et de ses jambes pour exécuter des mouvements de frottement destinés à provoquer peu à peu le spasme vénérien ; elle ne réussissait que trop souvent, car cette funeste habitude avait déjà amené dans la santé générale de l'enfant et dans son habitus extérieur des modifications profondes et non sans gravité : irritabilité extrême du système nerveux, perte de l'appétit, amaigrissement excessif, faciès caractéristique par la pâleur anémique, le cerclage noirâtre des yeux et leur enfoncement dans leurs cavités orbitaires, tels étaient les phénomènes essentiels et en relief présentés par cette enfant. »

« En juillet 1874, on amenait dans mon cabinet une petite fille âgée de 12 mois à peine, qui pratiquait l'onanisme avec une sorte de fureur, mais en employant un stratagème particulier : elle demandait instamment à être assise soit par terre, soit sur une chaise, et aussitôt, elle se livrait à des mouvements du bassin et des jambes qui avaient pour but et pour résultat d'amener le spasme vénérien. Sur ma demande, et pour me permettre de constater le fait, l'enfant fut assise sur un tabouret. A peine était-elle placée dans cette situation favorite qu'elle se mit à faire, tant avec le tronc qu'avec les jambes, des mouvements continus de va-et-vient, durant deux minutes au moins, au bout desquelles nous la vîmes se renverser en arrière, et se tordre convulsivement, en poussant des petits cris réitérés. Puis, revenue à elle, elle n'eut rien de plus pressé que de reprendre sa première position assise, et de se mettre en devoir de recommencer sa manœuvre; elle manifesta, par ses larmes et sa colère, le dépit qu'elle éprouvait de se voir empêchée par nous dans cette nouvelle tentative. Cette enfant présentait, à peu de différences près, les mêmes conditions morbides et le même aspect extérieur et faciétique que la précédente; mais elle offrait, en plus, un accident local qui, dans l'espèce, est d'une réelle importance; elle était affectée d'une vulvite intense. La vulvite est, dans ces circonstances, à la fois cause et effet. »

Quelles conclusions faut-il tirer de ces deux observations ? Pour ces deux petites pratiquantes de l'onanisme, ayant l'une 17 mois, et l'autre 12, il ne peut être question d'influence morale (les enfants n'ayant pas de notions morales à cet âge); il faut chercher la cause primordiale du mal dans leur état général ou local.

L'auteur dit, relativement à la fillette de 12 mois, que la vulvite dont elle était atteinte *était en même temps cause et effet.*

Effet, non; cause, oui. Le cercle vicieux, qui avait pris naissance par l'onanisme, avait fait empirer sans doute la vulvite à la suite des frottements réitérés, mais la véritable cause, celle qui a conduit à la masturbation, a été *la vulvite préexistante.*

De même chez les garçons, nous pouvons dire que

les trois états constitutionnels, *le lymphatisme, les scrofules et l'arthritisme*, provoquent une sécrétion plus abondante de smegma, qui contribue au chatouillement sexuel.

A côté des troubles constitutionnels, il faut quelquefois tenir compte aussi de l'état nerveux héréditaire. En disant quelquefois, c'est seulement par acquit de conscience, la réalité étant toute autre.

Par notre expérience personnelle, et par celle d'autres médecins et auteurs, nous croyons que l'onanisme résultant d'un état nerveux héréditaire n'est possible que dans des cas bien précis ; on a affaire :

1º *Ou à des lésions ou troubles cérébraux visibles, comme l'hydrocéphalie, l'épilepsie, les tumeurs, le crétinisme, l'imbécillité, la psychose, l'hystérie ;*

2º *Ou à un état nerveux causé par les troubles constitutionnels, déjà indiqués, et qui reste alors sur le deuxième plan, n'étant pas cause principale.*

Nous allons citer une autre observation de Fournier, restée classique, et qui permettra de voir nettement les états constitutionnels comme cause principale.

« Une petite fille, dès l'âge de quatre ans, se livrait, comme par instinct, à la masturbation. A huit ans, on découvrit ce vice, et on employa inutilement pour la corriger tout ce que la prudence peut inspirer. Lorsqu'on liait ses mains, elle parvenait a ses fins soit en rapprochant ses cuisses et en leur faisant exercer des mouvements convenables, soit en s'asseyant sur un meuble propre à favoriser l'acte de l'onanisme. Cette

enfant vivait dans une parfaite ignorance de l'amour
et de ses plaisirs ; ses organes seuls la rendaient ingénieuse à découvrir les moyens d'apaiser leur ardeur.
Déjà', les parties génitales et les mamelles étaient
développées comme à douze ans. A ce dernier âge,
époque où elle mourut dans un état de marasme
complet, ces mêmes parties avaient tous les caractères
de la puberté, si ce n'est qu'elles portaient l'empreinte
et les flétrissures de la vieillesse. Cette infortunée,
dans ses derniers moments, avait incessamment la
main sur ses parties sexuelles, et elle expira en se
masturbant (1). »

Cette observation (et d'autres encore que nous avons
nous-même notées dans notre pratique journalière), est
d'une grande importance ; elle nous montre un fait
qu'on doit retenir :

La petite onaniste, qui avait débuté dans le vice à
l'âge de 4 ans, était-elle saine au point de vue de sa
constitution générale? N'était-elle pas atteinte de scrofules, ou d'accidents de lymphatisme, avait-elle un état
nerveux bien défini? Causes que personne n'avait
contrôlées, découvertes et traitées.

Voilà une série de questions qui résultent de cette
observation incomplète, et qui doivent être toujours
contrôlées, quand il s'agit de trouver la cause et par
conséquent le remède. Car, à quoi servirait-il de lui
lier les mains, de la torturer, par *tous les moyens que*

_____

(1) Fournier, *l'Onanisme.*

*la prudence peut inspirer*, comme dit l'auteur, si on n'avait pas essayé d'amener la malade à la mer, ou de lui faire subir un traitement antiscrofuleux, ou anti-lymphatique, etc. ?

Seul le fait que *ses organes génitaux la rendaient ingénieuse à découvrir les moyens d'apaiser leur ardeur*, l'enfant étant dans une parfaite ignorance de l'amour, ainsi que *le développement précoce de ses mamelles*, ne suffisait-il pas à montrer que son organisme devait avoir d'autres symptômes d'insuffisance corporelle ?

En étudiant avec plus d'attention ces cas, on pourrait trouver que la lèvre supérieure chez les uns est trop charnue : qu'ils ont des écoulements d'oreilles, des polypes nasaux et aussi des végétations adénoïdiennes dans le larynx, l'hypertrophie des amygdales, qu'ils respirent avec la bouche ouverte (type adénoïdien), etc. Ce sont là des symptômes qui nous montrent que ceux qui pratiquent l'onanisme depuis leur plus tendre enfance ne sont pas très sains en ce qui concerne l'état général organique.

Nous allons donner encore une observation de Fournier, qui nous prouvera que les pratiquants de la masturbation, surtout ceux qui s'y adonnent avec frénésie, sont atteints de maladies graves qui précèdent ou accompagnent l'onanisme.

« Un berger du Languedoc s'était adonné à la masturbation à l'âge de quinze ans. L'éjaculation était de plus en plus difficile à obtenir. Pendant onze ans, il pratiqua des manœuvres manuelles ; comme elles n'aboutissaient qu'à un priapisme continuel, sans résultat, il introduisit dans l'urètre une baguette de bois d'environ six pouces de longueur. Pendant seize ans, l'éjaculation fut obtenue par ce procédé. Quand il devint insuffisant, il fit une incision sur le gland, dans la direction du canal, avec un couteau. Cette opération, loin d'être douloureuse, procura une sensation agréable et une éjaculation abondante. La même expérience fut souvent répétée avec le même résultat, peut-être plus de mille fois. Aussi la verge, à la suite de ces mutilations, était-elle fendue en deux jusqu'au pubis. Alors, nouveau recours à la baguette qui était insinuée dans la portion restante du canal de l'urètre. Pendant dix ans, elle procura l'éjaculation. Un jour, elle échappa des mains et tomba dans la vessie, où elle produisit tous les accidents des corps étrangers qui séjournent dans cet organe. Le chirurgien de l'Hôtel-Dieu de Narbonne la retira au moyen de la lithotomie. Il fut fort étonné quand, au lieu d'une verge, il en trouva deux, dont chacune avait à peu près le volume d'une verge ordinaire. L'individu guérit, mais trois mois après il mourut de phtisie pulmonaire. »

On comprend tout de suite après la lecture de cette observation l'explication du vice de ce berger ; il était poitrinaire, il était malade. Nous ne pouvons concevoir un homme sain d'esprit et de corps, qui blesserait son organe génital, et qui, au lieu d'éprouver de la douleur ressentirait du plaisir.

J'ai encore une preuve que l'onanisme, surtout dans les premières années de l'enfance, est dû à une cause constitutionnelle de l'organisme, dans la lettre suivante que j'ai reçue tout récemment :

« J'ai une fille âgée de 23 mois et qui ne peut pas encore marcher. Déjà depuis quelques semaines j'observe qu'elle frotte l'une contre l'autre les jambes, il me semble que cela procure le spasme génital (l'onanisme); si je cherche à l'empêcher de mettre en pratique cette inconsciente et horrible habitude, elle s'irrite et recommence cet acte qui l'affaiblit.

« J'ai demandé à mon docteur de l'examiner avec beaucoup d'attention, il a trouvé des nodosités de chaque côté du sternum; les articulations des mains et des pieds sont enflées, les os de la jambe tordus; son diagnostic conclut au rachitisme.

« Je vous prie de m'indiquer le traitement à faire suivre à l'enfant. »

Ce cas est typique, et n'a besoin d'aucun commentaire.

Beaucoup d'auteurs ont créé, pour ces malheureux onanistes, — organismes faibles et atteints de troubles constitutionnels, à cause du développement de leurs organes génitaux en discordance avec le reste du corps, et à cause de l'excitation sexuelle spéciale de leur système nerveux, un type appelé *type génital*. Leur erreur est grande si nous tenons compte de ce qui a été dit plus haut.

Nous avons vu beaucoup d'enfants du soi-disant type

génital, mais : l'un était descendant de parents tuberculeux, atteint lui-même par la tuberculose ganglionnaire ; un autre était hérédosyphilitique ; un troisième enfant, fillette de 8 ans, présentée à la Société des sciences médicales, avait ses règles, ses mamelles et son pubis développés comme chez une jeune fille de 16 ans, et présentait en même temps des lésions du cerveau ; d'autres étaient atteints des diverses tares héréditaires, etc.

Le type génital n'a aucune valeur pour nous éclairer sur l'onanisme chez les personnes normales. Donc, les auteurs sont dans l'erreur, quand ils croient à l'existence du type génital ou à l'immoralité des masturbateurs, l'une et l'autre étant prises pour causes premières alors qu'elles ne sont que des causes secondaires ou des effets.

**Maladies de l'appareil génito-urinaire.** — Les maladies de l'appareil génital sont une autre cause de l'onanisme. Personnellement, j'ai vu deux enfants, chez lesquels le vice était tellement enraciné que, par tous les moyens, il m'a été impossible de les guérir.

Quelle était la cause de cet insuccès ? Tous deux souffraient de la gravelle. Après l'opération, ils ont cessé leur mauvaise habitude.

Chez les jeunes filles, les pertes blanches, les vulvo-vaginites, comme nous l'avons vu, donnent un grand nombre de manusexuelles.

**Mauvaise éducation.** — L'imagination des enfants

est facile à exciter. Un geste, une parole échappés par mégarde ou sans faire attention à ceux qui nous entourent, leur font souvent comprendre des choses qu'ils n'ont pas encore l'âge de connaître.

Il est moral de respecter l'innocence des enfants. Les écrits, les mots et les tableaux obscènes excitent l'imagination ; il faut donc leur épargner l'occasion d'entendre et de voir de pareilles choses.

Il est vrai que, dans beaucoup de familles, le père et la mère luttent de toutes leurs forces pour donner une éducation aussi morale que possible à leurs enfants ; mais le résultat est généralement très peu appréciable.

En effet, on ne peut rien faire contre les paroles grossières et honteuses des domestiques et des autres personnes sans éducation qu'on rencontre involontairement dans la rue.

Les enfants espionnent nos gestes, regardent souvent par le trou de la serrure. et on ne peut se faire une idée des choses qu'ils connaissent sans que nous nous en doutions.

Il est bon d'interdire aux domestiques de dire des mots grossiers ou de faire des gestes honteux, et si ce n'est pas possible toujours, du moins en présence des enfants.

Cette précaution doit être observée avec toutes les personnes qui sont en contact avec les enfants.

Comme Fournier, il m'est arrivé de voir des cas assez nombreux, où des enfants ont connu l'horrible vice par un professeur, par un domestique, ou encore par un camarade plus âgé.

Quelquefois les nourrices, pour endormir les enfants, ont la mauvaise habitude de chatouiller leurs organes génitaux, en provoquant même des érections.

L'observation suivante du Dr René Blache, citée par Fournier, est caractéristique :

« Dans une famille à laquelle il donnait ses soins, un enfant de 12 à 15 mois, du sexe masculin, était allaité par une nourrice, qui avait un lait tout à fait insuffisant ; or, pour calmer l'appétit non rassasié et les pleurs du petit être, durant la nuit, et sans doute aussi pour sauvegarder ses intérêts, cette horrible mercenaire n'avait pas trouvé de meilleur moyen que de pratiquer la succion des parties génitales du nourrisson. Un enfant plus âgé, frère de celui-ci, qui couchait dans la même chambre, témoin inconscient de la chose, la raconta naïvement à la mère. »

## CAUSES DIVERSES

*Onanisme par contagion*. — Dans les pensionnats, casernes, internats, prisons, il est suffisant, comme nous l'avons déjà vu, qu'il se trouve deux masturbateurs pour que tout le groupement, enfants ou hommes, soit entraîné à cette triste pratique.

Les plus grands apprennent assez souvent, contre leur volonté, aux enfants des classes inférieures, moins âgés qu'eux, l'onanisme.

*Machine à coudre.* — Gouibout, cité par Fournier, dans les *Annales d'hygiène*, de 1867, tome XXVIII, à côté d'autres causes de l'onanisme, met la machine à coudre qui réveille le sens génésique et pousse les jeunes filles à la masturbation. La chose paraît invraisemblable justement parce que dans les écoles professionnelles, de même que dans les ateliers de couture, la pratique de l'onanisme est beaucoup plus faible que dans les pensionnats de jeunes filles, où celles-ci sont moins fatiguées physiquement que les premières.

*Équitation.* — Les Scythes, dit-on, avaient défendu à leurs femmes l'usage du cheval, parce qu'ils s'étaient aperçus que cela produisait une excitation génésique et la stérilité.

La remarque des Scythes paraît très fondée, car, de tous les sports, l'exercice du cheval est le moins hygiénique. Par les mouvements uniformes et continus, l'équitation amène la constipation et la congestion des organes et viscères du petit bassin.

*La paresse et le manque d'occupation, les mets fins, les hémorroïdes, les constipations, les vers, les purgatifs et les lovements acides* pourraient occasionner l'excitation des organes sexuels et l'onanisme.

*Vêtement et lit.* — « L'enfant, dit Fournier, peut arriver avec son innocence jusqu'à l'époque de la puberté; alors les organes sexuels deviennent le siège

d'une exaltation qui se manifeste par de fréquentes
érections, et il peut suffire de la pression ou du frottement exercé par les vêtements pour susciter et entretenir dans les parties génitales un prurit qui appelle
la main ; le plaisir l'y fixe ; à son tour, la main excite
ces organes.

« Aussi les habillements trop serrés, et surtout les
pantalons trop étroits, les vêtements trop chauds, peu-
vent-ils devenir une cause éloignée de l'onanisme.

« Les manteaux qui, dans quelques pays, sont un
costume national, favorisent l'onanisme. D'après un
médecin espagnol, ce vice était très commun en
Espagne ; le costume de manteaux le favorisait tellement qu'il n'était pas rare de le voir commettre dans
les promenades publiques.

« Il en est de même du trop long séjour dans le lit,
et particulièrement dans les lits de plumes, etc.

« C'est au lit surtout, dit Deslandes(1), que le désœu-
vrement peut devenir fatal. Forcez donc les enfants à
se lever quand ils ne dorment plus et faites que l'heure
du coucher précède peu celle du sommeil. »

Beaucoup de ces causes ne peuvent pas être considérées comme facteurs primordiaux du péché d'Onan,
mais comme facteurs secondaires, qui entretiennent
le vice contracté dans des circonstances d'autre nature
et que nous avons déjà décrites.

(1) *De l'onanisme et des autres abus vénériens.*

## CONSÉQUENCES DE L'ONANISME

Pour donner une preuve des suites fâcheuses de l'onanisme, je mets sous les yeux du lecteur les lignes suivantes :

« Docteur, connaissant vos idées sur l'éducation des sexes, j'ai vu qu'il y avait encore une faible lueur d'espérance pour moi ; je vous prie beaucoup de garder mon secret.

« Je suis assez jeune, j'ai 17 ans. En entrant au collège, à l'âge de 11 ans, j'ai connu par quelques mauvais sujets de mes camarades, la pratique de l'onanisme. Pendant 5 ans *j'ai péché 2 fois par jour, rarement 3 fois*, et par suite j'ai attrapé la maladie que je vais vous décrire.

« Le matin en me levant j'ai un fort mal de tête et je sens de la difficulté à quitter le lit ; toutes les choses tournent autour de moi dans la chambre ; j'ai des tremblements de mains et de pieds, même les articulations des doigts, des mains me font mal et je sens une faiblesse dans tout le corps. Ce qui m'inquiète le plus, ce sont les vertiges, le sang me monte au visage, j'ai des bourdonnements dans les oreilles, et, de temps en temps, je sens une sorte de faiblesse, un accès qui me cloue sur place. Si je me meus, le vertige disparaît, pour revenir tout de suite après. Ma vue faiblit et si je regarde longtemps quelque chose, je sens comme un voile qui descend devant mes yeux, de sorte que je ne vois plus rien. Le moindre bruit me fait peur.

« Je vous prie de me dire ce que je dois faire pour me guérir, etc.

Sans doute les conséquences de ce vice n'atteignent pas tous les masturbateurs.

Certains, à un moment donné, par une volonté énergique et surtout par la conscience du malheureux vice, réussissent à s'en débarrasser complètement. Ils recouvrent facilement toute leur puissance intellectuelle et physique. Mais il faut reconnaître que cela arrive à un petit nombre d'individus, à ceux principalement qui, par naissance, ont eu un organisme sain et qui ont appris le vice par d'autres, sans que les facteurs physiologiques et constitutionnels entrent en jeu. Beaucoup pratiquent l'onanisme, même après l'adolescence, dans la vie adulte. Ainsi, dans de nombreux cas, j'ai eu l'occasion de trouver des onanistes jusqu'à l'âge de 35 ans. La cause de la continuation du vice est souvent le manque complet de volonté.

Chez ceux-ci, les conséquences sont terribles.

Ils sont atteints par : *1° L'épuisement des forces physiques et les pollutions ;*
*2° L'impuissance sexuelle ;*
*3° Les tremblements ;*
*4° La perte de la mémoire mécanique et de l'attention ;*

5° *La mobilité du caractère, le caractère irasci-*
*ble ;*

6° *La mélancolie ;*

7° *Les maladies nerveuses : la neurasthénie et*
*l'hystérie ;*

8° *Les maladies mentales.*

**Epuisement des forces physiques.** — La
glande sexuelle (le testicule), outre son rôle de sécréter
la semence pour la conservation de l'espèce, a encore
le rôle de contribuer, par sa *sécrétion interne*, au
développement régulier du corps, embrassant tous
les tissus, surtout le système osseux. Cette sécrétion
interne a une action régulatrice sur le développement.
Comme preuve, chez les animaux châtrés, le système
osseux se développe dans le sens de la longueur pour
le train postérieur. Pour cette raison, le cheval est
plus long que l'étalon, à cause du manque de sécrétion des testicules qui leur manquent.

Or, qu'arrive-t-il aux manusexuels ? Tout à fait le
contraire, c'est-à-dire, leur corps n'a pas le développement normal ; les onanistes sont bien souvent de
petite taille. Comment expliquer ce fait ? D'après moi,
on peut supposer qu'il y a production d'une très
grande quantité de sécrétion interne. Je m'explique :
les testicules de l'onaniste sont soumis à une cons-
tante irritation, parce que même les plus énormes
abus sexuels naturels ne peuvent pas être comparés à
la masturbation ; personnellement, j'ai connu des personnes qui pratiquaient le péché d'Onan 6 à 12 fois

par jour. De la sorte, les testicules sont sollicités à
sécréter continuellement du sperme, mais, en même
temps, il se produit probablement une plus grande
quantité de sécrétion interne qui, étant versée dans le
torrent circulatoire du sang, modère trop l'accroissement du squelette, ce qui empêche les os de se développer normalement.

D'un autre côté, la forte somme de cellules séminales expulsée par le masturbateur cause au corps
des pertes de sels minéraux — phosphates, — d'où
la diminution du diamètre des éléments du squelette ;
donc, les os des onanistes sont en même temps courts
et minces. Ce fait explique pourquoi les pratiquants
de la masturbation sont, dans un grand nombre de
cas, voûtés et ont des os si fragiles ; pourquoi leur figure
est pâle, leurs yeux sont cernés.

**Pollutions**. — Comme conséquence de leur vice,
des pollutions se produisent assez souvent chez les
onanistes.

Beaucoup de jeunes gens, même après avoir renoncé
aux plaisirs solitaires, sont sujets à des pertes de
sperme pendant le sommeil, à cause des rêves lascifs
dont ils sont hantés.

**Impuissance**. — Les masturbateurs, pour la plupart, deviennent impuissants. Il faut faire une différence
entre cette impuissance et celle due à la vieillesse, ainsi
que celle provoquée par certaines maladies de la moelle
épinière — l'ataxie, par exemple, où la perte des forces
sexuelles est totale et sans remède. Car nous pouvons

dire que les onanistes sont atteints par une impuissance partielle, qui, chez beaucoup, peut être radicalement guérie.

D'après l'expérience que j'ai acquise, par des centaines de cas, je crois pouvoir affirmer que l'impuissance chez eux est de deux sortes :

1° Ou bien, pendant l'acte sexuel, l'éjaculation est trop vive : l'érection de l'organe génital ne peut durer que quelques secondes, rarement une minute ;

2° Ou, au contraire, l'éjaculation se fait difficilement, ce qui amène encore une diminution de la durée d'une vraie érection.

Dans le premier cas, nous avons affaire à un individu dont le système nerveux génital seulement est atteint, dans le second, le mal est beaucoup plus sérieux, car la glande testiculaire est aussi malade (épuisée).

Les premiers sont plus faciles à guérir que les derniers, et leur traitement est complètement différent.

On ne peut pas donner une explication rigoureuse de la manière dont ces deux sortes d'impotences se produisent. On pourrait pourtant, pour ceux dont le système nerveux est malade, faire la supposition suivante : les fibres nerveuses, qui procurent la sensibilité du gland de l'organe génital masculin, par surcroît de fonctionnement, acquièrent une excitabilité extrême ; elles deviennent trop faibles pour leur fonction : elles s'excitent vivement, et cette sorte d'excitation donne l'éjaculation rapide.

Quant à ceux dont la glande séminale est épuisée,

l'explication est plus aisée : ne pouvant pas élaborer en quantité suffisante le sperme, il n'y a pas non plus éjaculation complète, c'est justement ce qui arrive avec ceux qui ont beaucoup pleuré et qui n'ont plus de larmes : les glandes sont en partie atrophiées.

**Tremblements.** — Quand les testicules sont trop mis à contribution, ils s'épuisent et en même temps l'organisme entier. C'est pour cela que les masturbateurs ont des tremblements de mains et de pieds, chaque fois qu'ils essayent de les mettre en fonction plus soutenue.

Le tremblement des membres est dû probablement à la moelle épinière, qui, par les réactions excitatrices répétées, éprouve des altérations dans son état dynamique.

**Perte de la mémoire.** — Ceux qui pratiquent l'onanisme se plaignent aussi d'un abaissement de la mémoire. Le cerveau des masturbateurs ne peut plus retenir avec facilité les noms propres, ni les théorèmes de géométrie, ou d'algèbre, et ne les apprend qu'avec beaucoup de difficulté.

Ils ont, par conséquent, une perte dans la mémoire mécanique. Il n'en est pas de même pour leur mémoire rationnelle qui, chez la plupart, est très excitée. Rarement l'intelligence est atteinte.

Parmi ceux qui ont pratiqué l'onanisme, nous trouvons beaucoup d'hommes célèbres. Ainsi, nous pouvons citer J.-J. Rousseau, Voltaire, etc.

Jean-Jacques Rousseau, ce génie littéraire et philosophique, pratiquait depuis l'âge de l'adolescence les plaisirs solitaires, d'après ses propres aveux.

« Séduit par ce funeste avantage, écrit-il, je travaillais à détruire la bonne constitution qu'avait établie en moi la nature. »

On ne saurait être plus explicite (1).

J.-J. Rousseau était un dégénéré supérieur.

Outre le vice de l'onanisme, il était atteint de divers autres états mentaux pathologiques qui, pendant les moments lucides, donnaient lieu à ses productions géniales. Il avait un tempérament qui ne peut pas être comparé à celui de la plupart des masturbateurs. Ceux ci perdent petit à petit l'attention, la mémoire mécanique et, dans le cas de vice trop enraciné, ils commencent à perdre même l'intelligence proprement dite.

**Mobilité du caractère, mélancolie, maladies nerveuses, idées de suicide, caractère irascible.** — Dans l'état physiologique nerveux on remarque de même des changements. L'onaniste est une personne avec laquelle on ne peut pas plaisanter ; il se fâche facilement et devient tout de suite furieux, ce qui le rend impulsif, agressif, etc.

On rencontre une grande variété d'états nerveux chez ceux qui aiment les plaisirs solitaires. La même personne, qui était furieuse une minute avant pour une

(1) *Le Cabinet secret de l'Histoire*, par le docteur Cabanès, p. 55, vol. III.

affaire sans importance, change subitement et paraît calme et douce comme un agneau.

Ils manquent de volonté et assez souvent tombent dans la mélancolie. Un masturbateur était tellement consterné et avait tellement conscience du mal qu'il commettait en pratiquant l'onanisme qu'il se punissait tout seul : après chaque acte, il se prosternait deux cents fois par terre !

Les nombreux cas de neurasthénie sont probablement dus à cet état de choses et il n'est pas étonnant que l'onaniste puisse être atteint de maladies mentales, surtout s'il a des tares héréditaires.

## Conclusions.

D'après ce que nous avons dit on peut se rendre compte que le vice de l'onanisme, qui est si répandu parmi les jeunes gens du monde civilisé, est très dangereux pour la société :

1º *Comme individu, le masturbateur est un homme dont la mentalité est diminuée; son initiative dans toutes les branches de l'activité sociale est abaissée;*

2º *Comme élément de reproduction, un tel organisme est un facteur d'une infime valeur, car l'impuissance, qui frappe la plupart, diminue leur force génératrice; ils ne peuvent que rarement avoir des enfants ;*

3º *Ce vice pousse au célibat; « si je me trouve dans cet état, disent-ils, à quoi bon me marier »;*

4° *La neurasthénie, les maladies mentales, le suicide guettent surtout ceux qui pratiquent l'onanisme ;*

5° *La masturbation est produite par* le manque de soins d'hygiène corporelle, les maladies constitutionnelles et la mauvaise éducation.

Ce qu'il y a à faire? Les éducateurs et les médecins doivent être appelés à éclairer les adolescents inconscients et imprévoyants.

Les conférences scolaires, les livres, les conseils se rapportant à ce vice de la jeunesse s'imposent d'une manière urgente. De même les médecins des écoles feront attention au lymphatisme, aux scrofules, à l'arthritisme, aux maladies nerveuses héréditaires, états morbides dont sont atteints la plupart de ceux qui pratiquent l'onanisme.

*Qui doit faire l'éducation sexuelle de la jeunesse?*

Le Dr Toulouse, dans son livre : « Comment former un caractère », soutient que c'est à l'école ; d'après lui, les professeurs auraient le rôle d'instruire les adolescents sur les questions sexuelles ; d'autres, spécialement le Dr Castaigne, disent que c'est le devoir des parents.

Ni l'un, ni l'autre n'ont tout à fait raison. Nous croyons que cette éducation doit commencer dans la famille, mais qu'un rôle important doit être réservé aux professeurs d'hygiène. Les premiers auront soin surtout de l'hygiène des parties sexuelles et surveilleront les approchements génésiques, en se guidant sur le tempérament et la constitution de chaque enfant ; les derniers insisteront sur la manière dont on contracte les maladies vénériennes et les moyens de les traiter et les prévenir.

Les uns et les autres doivent être d'accord et contribuer ainsi à l'œuvre de régénération morale, pour la bonne marche de la santé publique.

## TRAITEMENT

La guérison de ceux qui pratiquent l'onanisme comprend deux chapitres :

1° *La guérison du vice de l'onanisme, c'est-à-dire le traitement par lequel on doit arriver à débarrasser la jeunesse du plaisir solitaire ;*

2° *La guérison des suites de l'onanisme : affaiblissement des forces physiques, pollutions, impuissance, tremblements, troubles nerveux, etc.*

**Manière dont on doit agir pour qu'un jeune homme ou une jeune fille ne s'adonne plus au vice de la manusexualité.** — Dans cet ordre d'idées, on a conseillé beaucoup de moyens mais qui, pour la plupart, je dois l'avouer, sont peu efficaces parce que, quand il s'agit d'un traitement, si on ne tient pas compte de la cause qui a produit le mal, on ne peut jamais être certain de la guérison.

Ainsi, beaucoup de personnes croient qu'on peut faire disparaître le vice uniquement par l'éducation morale. Certains ont poussé les choses encore plus loin en inventant des appareils, de véritables supplices, pour mettre un enfant dans l'impossibilité de toucher ses parties génitales. Il est évident qu'il faudra que nous fassions attention à toutes ces choses. Les mères, toutes les fois qu'elles verront un garçon ou une fille se toucher les parties génitales, feront des observations très sévères et montreront tout de suite l'enfant au médecin. Les observations, les punitions, ainsi que des appareils variés ne suffisent pas dans le cas où l'organisme du masturbateur est incomplet, ou possède des vices constitutionnels, acquis par la naissance.

Il faudra conduire aux eaux et dans les stations climatériques les enfants lymphatiques, scrofuleux, etc. L'hydrothérapie, les injections sous-cutanées avec du cacodylate de soude; à l'intérieur, l'iode métallique, le sirop d'iodure de fer, le sirop iodotannique, sont des moyens et des médicaments très bons.

En outre, le médecin doit tenir compte de l'hygiène des parties sexuelles. Nous traiterons par des moyens locaux et généraux les leucorrhées (les flueurs blanches), les vulvo-vaginites. Chez les garçons, on essaiera de voir encore si l'onanisme n'est pas dû à la gravelle. Nous aurons soin que les jeunes filles baignent journellement leurs parties intimes avec de l'eau tiède et du bicarbonate de soude.

**Exercices physiques et Education morale.** — Après avoir fait notre devoir en ce qui concerne les parties sexuelles par l'hygiène locale, et pour les états constitutionnels par un traitement général, nous nous occuperons de l'hygiène de l'organisme entier. Nous conseillerons les exercices musculaires, la marche à pied, la bicyclette, la natation et toute gymnastique qui peut être bienfaisante au corps. Si on occupe un enfant à un travail physique quelconque, il se distraira et par conséquent oubliera ses parties génitales, qui ne doivent s'éveiller qu'à l'âge viril.

Quand nous avons affaire à des jeunes filles ou à des jeunes garçons nous leur causerons franchement, en leur donnant des explications, afin qu'ils puissent savoir le rôle de chaque organe. Pour les garçons c'est le père, pour les jeunes filles, la mère, que l'éducation morale et hygiénique regarde.

**Mariage de bonne heure.** — Voilà un excellent moyen pour prévenir l'onanisme et les maladies vénériennes et qui est conseillé par M. Faguet, membre de l'Académie Française, dans *la Revue latine*. Dans un article : *l'Anarchie morale*, il dit que le meilleur moyen pour préserver de cette anarchie est le mariage de bonne heure.

Mais que fera le jeune homme avec les enfants qui vont naître; comment arrivera-t-il à entretenir la famille, à l'époque où il n'est pas encore en état de gagner sa vie, étant dans la période où on apprend un métier, où on cherche une carrière? A cette question, la réponse paraît être trouvée par M. Faguet.

M. Faguet envisage la question économique et propose même une solution très élégante que je rapporte presque textuellement : « Oui, dit-il, le jeune homme de vingt ans ne peut pas nourrir sa femme et ses enfants ; eh bien ! que ce soient les grands-parents qui les nourrissent jusqu'à la trentaine du jeune père : voilà la solution. Vous vous êtes marié à vingt ans et votre père, qui en avait quarante-cinq, s'étant marié jeune, lui-même, et qui était en pleine force productive, qui gagnait de l'argent, vous a soutenus, vous, votre femme et vos enfants ; vous rendrez à votre fils les mêmes services dans les mêmes conditions. Il n'y a, somme toute, qu'une simple transposition : ce sont maintenant les hommes de quarante à soixante ans qui entretiennent leurs enfants qu'ils ont eus tard ; ce seront les hommes de quarante à soixante ans qui entretiendront leurs petits-enfants, quand on aura adopté le système du mariage précoce. Ainsi, comme dans l'état actuel des choses. chacun n'élèvera qu'une famille, mais la race sera sauvée, les enfants ayant été créés par des jeunes gens sains, comme la nature le veut (1). »

Merveilleuse conception ! J'accepterais volontiers la proposition de M. Faguet, mais à la condition de ne jamais être grand'père. Le problème tel qu'il est posé est beaucoup plus compliqué et en prenant à la lettre les conseils de l'illustre académicien, voyons donc ce qui peut arriver.

(1) *Le Journal médical français*, n° 9, 15 septembre 1908.

Figurons-nous un père de quatre garçons, qui seraient distants de deux ans les uns des autres et supposons que chacun d'eux se marie à 20 ans; le père en question sera grand-père à l'âge de 47 ans — s'il s'est marié à 25 ans — et en comptant seulement deux enfants pour chacun de ses fils (en laissant de côté les jumeaux), il aura à soigner huit enfants, et en ce cas, avec une certaine approximation il aura à élever, entre 47 et 63 ans, ces huit enfants.

Voyons, disons-le franchement, ne serait-il pas à plaindre ce pauvre grand père?

La proposition de M. Faguet est inadmissible, car il n'y a que ceux qui n'ont pas élevé d'enfants qui peuvent parler ainsi.

En effet, quelle sera la moyenne de la vie en ce cas? Quelle fortune faudra-t-il, pour avoir une nourrice par enfant? La maison sera transformée en pensionnat!

Et l'ouvrier qui aura quatre garçons à marier, que fera-t-il avec ses petits-enfants?

La proposition de M. Faguet soulève, par conséquent, de nombreux problèmes sociaux.

Je propose autre chose, et cela, d'ailleurs, existait autrefois. Nous savons que du temps des Spartiates, à Lacédémone, pendant quelques années, les enfants des citoyens, à partir d'un certain âge, menaient une vie commune, en quittant le foyer paternel.

Par suite, les modernes n'ont qu'à prendre modèle sur les anciens et, à ce sujet, je serais d'avis de faire la proposition suivante :

1° *Chaque citoyen, proportionnellement à ses revenus, paiera à l'Etat une contribution préalablement convenue à la Maison des enfants, et en échange l'Etat devra recevoir et élever, tous les enfants qui pourront y être amenés jusqu'à l'âge de 7 ans au plus ;*

2° *Tout parent pourra retirer son enfant quand il le voudra et, à partir de ce moment, la contribution sera réduite de moitié.*

*Il est bien évident qu'on trouvera beaucoup de parents qui voudront élever eux-mêmes, chez eux, les enfants, de sorte qu'il n'y aura jamais trop de demandes à la Maison des enfants. Pour les parents qui seront aisés, l'institution ne sera pas d'une grande utilité ; mais, en échange, pour les petits employés, pour les ouvriers surtout, elle apportera un grand soulagement et, en même temps, on aura des défenseurs pour la patrie.*

**Traitement des suites de la manusexualité.**— Ici encore il faut tenir compte :

1° *Des troubles généraux de l'onanisme ;*

2° *Des troubles dans le fonctionnement des organes sexuels proprement dits (l'impuissance et les pollutions).*

*Traitement des troubles généraux* (épuisement des forces physiques, tremblements, perte de la mémoire, neurasthénie, etc.).

D'après l'expérience que j'ai faite, sur quelques centaines de cas (354 malades soignés par moi personnellement), j'ai pu amener l'organisme à un état satisfaisant, en ce qui concerne la santé, par des injections sous-cutanées de cacodylate de soude (30 à 100 par an); par l'emploi de l'iode métallique (10 à 12 bouteilles annuellement); du sirop d'iodure de fer.

En procédant ainsi, j'ai eu l'occasion de voir revenir l'énergie morale de gens dont la mentalité souffrait beaucoup à cause du manque d'attention, de l'incontinence du rire et de la mélancolie dont l'âme de ces jeunes malheureux inconscients était obscurcie.

Le cacodylate de soude est souverain pour faire cesser les tremblements, pour colorer les globules du sang, pour faire disparaître l'anémie; l'iode métallique et le sirop ferri-iodé combattent le lymphatisme et les scrofules, causes premières dans un grand nombre de cas d'onanisme. Dans le même but, on peut employer les draps mouillés, les bains de mer, la gymnastique, les sports (bicyclette, exercices au grand air).

## POLLUTIONS ET SPERMATORRHÉE

Voilà une maladie dont souffrent beaucoup d'adolescents et même des adultes. Elle consiste en un écoulement forcé et involontaire qui se produit pendant le sommeil, à la suite de rêves lascifs. Le jeune homme, à la fin du sommeil, d'habitude, rêve qu'il se trouve dans les bras de l'adorée, son organe génital entre en érection et tout de suite après a lieu l'écoulement du

sperme. Il y a des hommes qui se réveillent immédiatement après une pollution, se lèvent et urinent.

Quand les pollutions sont rares, elles n'ont pas d'action sur la santé ; elles donnent seulement naissance à
un état d'âme curieux, causé par la tristesse que tout
cela ne soit qu'un rêve. Cette tristesse disparaît rapidement. Il n'en est pas de même quand les pollutions se
répètent souvent. Dans ce cas, les sensations voluptueuses
étant de plus en plus faibles, l'érection devient aussi
de très courte durée, et l'écoulement du sperme se fait
presque sans aucune excitation locale. Donc les
pollutions peuvent se changer en spermatorrhée.

L'homme souffrant de spermatorrhée peut avoir des
pertes séminales le jour, pendant qu'il est réveillé,
même en marchant, à la simple vue d'une jolie femme
ou seulement en regardant la photographie d'une
femme nue.

Les pollutions ne doivent pas être confondues avec
les pertes de liquide prostatique, ou avec la phosphaturie. Cette dernière se montre vers la fin de l'évacuation de l'urine pendant les grands efforts, en allant à la
selle, par exemple.

Le sperme est un liquide ressemblant au blanc d'œuf
chargé de petites graines, qui sont semblables à celles
du tapioca ; le liquide prostatique est un liquide gris
mucilagineux, la phosphaturie est un écoulement blanc
laiteux, qui, en séchant, se transforme en une poudre
blanche.

L'état général du corps est assez mauvais chez ceux

qui ont souvent des pollutions. Les symptômes qu'on observe sont : une sensation de fatigue totale, de la paresse et du manque d'appétit, des palpitations, des maux de tête, des étourdissements ; le caractère inquiet (à cause de la santé), les yeux cernés, et la faiblesse se montre de jour en jour plus grande. Beaucoup deviennent neurasthéniques et sont enclins au suicide.

Nous avons dit tout à l'heure que les rêves voluptueux précèdent les pollutions ; il faut savoir que cela ne se passe pas toujours ainsi. En effet, quand quelqu'un est sous l'empire d'un rêve lui faisant croire qu'il se trouve près d'une femme, deux choses peuvent se passer.

1º *Ou, il se réveille avant la perte du sperme et il sent le besoin d'uriner ;*

2º *Ou, le sommeil se continuant, le rêve finit par une éjaculation du sperme, et le réveil se fait quelquefois tout de suite après, ou d'autres fois à la fin du sommeil.*

Si les pollutions sont rares, chaque semaine ou tous les 15 jours une fois, elles n'apportent aucun trouble dans l'organisme ; au contraire, quand elles se répètent toutes les nuits, une ou plusieurs fois, elles affaiblissent le corps de l'homme. C'est pour cela que, dans le premier cas, on peut, après une pollution, en se réveillant le matin, se porter très bien, et se sentir déchargé d'un poids, tandis que ceux qui ont des pollutions fréquentes en se levant, se sentent fatigués et sans force ; ils ont des maux de tête, sont tristes et restent quelques heures avant de retrouver leurs forces.

Les pollutions peuvent avoir lieu pendant le sommeil de nuit ou de jour, d'habitude après les repas.

A quel âge commencent à se produire les pollutions?

Les pollutions, étant des pertes du sperme pendant les rêves lascifs, on comprend facilement que l'époque à laquelle elles commencent est celle de la puberté, c'est-à-dire simultanément, ou un peu plus tard que l'apparition des signes de l'évolution génitale, entre 12 et 14 ans, rarement plus tard, dans aucun cas plus tôt.

Jusqu'à quel âge peuvent se produire les pollutions?

D'après mes propres observations, elles atteignent le maximum d'intensité entre 17 et 25 ans, deviennent rares jusqu'à 35, et disparaissent à partir de 40 ans. Bien entendu, ces chiffres représentent des moyennes, car il y a des exceptions.

*Les causes des pollutions* sont de trois sortes: *générales, locales et mixtes.*

I. *Causes générales.* — Tous les hommes, si bien portants qu'ils soient, peuvent avoir une pollution de temps en temps, surtout quand ils s'abstiennent de la vie sexuelle.

Comment expliquer ceci ?

Dans les vésicules séminales s'amasse la semence élaborée par les testicules; quand celles-ci sont trop pleines, l'organisme doit se décharger, pour que l'inflammation de ces réservoirs ne se produise pas. Les décharges naturelles se font par l'acte sexuel, ou par pollutions.

La décharge des vésicules séminales par pollutions, chez les gens bien portants, se produit de 15 en 15 jours, ou 3 fois par mois; chez d'autres, plus souvent.

J'ai remarqué que l'éjaculation du sperme, à la suite de rêves lascifs, assez souvent répétés, s'observe surtout chez les jeunes gens chétifs de naissance, spécialement dans les cas de diathèse herpétique; de même, les scrofuleux ont souvent des pollutions. Ainsi, si nous cherchions avec attention l'état constitutionnel d'un jeune homme qui a des pollutions, nous trouverions souvent qu'il a *les mêmes stigmates que les onanistes par causes constitutionnelles;* qu'il ne *respire pas bien* par le nez: qu'il a *les amygdales hypertrophiées;* que, dans l'enfance, il a eu de l'*incontinence d'urine*, qu'il a eu de l'impétigo, des eczémas, etc.; qu'il présente, en d'autres termes, de nombreux stigmates de scrofules.

II. *Causes locales.* — Nous avons dit que les pollutions prennent naissance toujours vers la fin du sommeil, soit pendant la nuit, soit le jour, quand le jeune homme se couche tout de suite après avoir mangé.

Ces causes doivent être cherchées avec attention; une fois connues, nous pourrons facilement trouver le remède. En effet, nous devons nous poser la question : pourquoi les pollutions se produisent-elles toujours vers la fin du sommeil, étant donné qu'elles ont lieu le matin? Pourquoi prennent-elles naissance quelquefois quand on se couche l'après-midi, immédiatement après le repas?

Pour la première de ces questions, il faut chercher la cause dans la vessie ; pour la deuxième, dans le fait que l'estomac est chargé d'aliments.

1° Pendant la nuit, la vessie s'emplit d'une grande quantité d'urine, beaucoup plus que pendant le jour. Le remplissage de la vessie, lorsqu'il arrive à son maximum, si c'est le jour, produit le besoin d'uriner, car la conscience est éveillée ; si c'est la nuit, — seulement dans le cas où on a trop bu avant d'aller se reposer, ou quand la vessie a une sensation spéciale, comme dans une maladie des reins (pollakiurie) — alors seulement, l'excitation du trop plein nous réveille pour uriner. Quand il n'y a pas de maladie des reins, l'excitation de la vessie est beaucoup moindre, elle passe plus loin, vers la base de l'organe sexuel de l'homme, dans la partie appelée *prostate*, où débouchent les canaux éjaculateurs. Là se produit une espèce de chatouillement qui, par un phénomène se propageant au gland réflexe, donne naissance aux rêves lascifs, et le résultat de cet ensemble d'excitations, est, d'habitude, une pollution.

Bien entendu, ces effets se passent par l'intermédiaire du système nerveux périphérique et central, dont la principale cause est le phénomène mécanique de la vessie trop pleine.

L'excitation sexuelle est d'autant plus grande que l'urine est plus acide.

Si, avant de se mettre au lit, le jeune homme lit quelque roman passionnel, il s'endort en pensant aux femmes ; son cerveau se trouve donc mieux préparé pour que l'imagination puisse errer pendant le sommeil.

Les tempéraments nerveux sont plus sujets aux pollutions que les autres.

2° Une autre cause qui provoque les pollutions, comme nous l'avons déjà dit, c'est d'avoir l'estomac plein d'aliments, et de s'être couché tout de suite après avoir mangé, surtout pendant le jour. Le chargement du tube digestif constitue un motif d'excitation sensuelle ; tout le monde sait qu'après un repas copieux l'excitation génitale se produit, et qu'elle a pour point de départ le système nerveux de l'estomac.

La différence entre ces deux cas est que : l'emplissage de la vessie avec de l'urine acide peut provoquer une pollution même chez un homme complètement bien portant, le chargement de l'estomac ne produisant des pollutions que chez les faibles de constitution.

III. *Causes mixtes*. — Nous entendons comme causes mixtes la réunion des deux sortes de causes, c'est-à-dire causes générales ou constitutionnelles avec les causes locales.

**Suites des pollutions**. — Nous avons vu qu'après une nuit de pollutions, quand le fait se répète plusieurs fois pendant un temps très court, le malade se sent fatigué le lendemain et éprouve beaucoup de difficulté pour s'en remettre.

Après quelque temps, si on ne commence pas un traitement, les pollutions produisent à leur tour des troubles, qui atteignent profondément la santé et affai-

blissent les forces physiques ; on observe encore chez
ces malades deux sortes de symptômes :

1º *La perte de la mémoire et de la volonté ;*
2º *La diminution du pouvoir sexuel.*

Si cela arrive à quelqu'un qui étudie, il lui est difficile de suivre attentivement le cours du professeur ; la
mémoire baisse progressivement, en commençant par
les noms propres, puis les chiffres, et à la fin, même
les événements sociaux ne peuvent plus être retenus
par le cerveau de l'adolescent qui souffre de cette
maladie.

Ces malades ont l'apparence des gens épuisés, qui
ont l'air de ne pas entendre le son des mots ; leur pensée est continuellement ailleurs, ils ne peuvent tenir
une conversation, et paraissent idiots.

Même dans le cas où les pollutions ont cessé ou sont
devenues rares, la puissance sexuelle est très affaiblie.

Le malade souffre assez souvent d'impuissance par
éjaculation trop rapide, ou d'impotence véritable.

L'état de l'âme, bien entendu, est en relation directe
avec celui du corps. La neurasthénie, la mélancolie,
même l'aliénation mentale peuvent résulter dans l'âge
mûr d'une jeunesse délabrée.

On peut donc voir par là quelle influence ont les pollutions sur la vie entière de l'homme.

L'initiative individuelle, si indispensable à tous,
manque à ceux qui souffrent de cette maladie car ils
n'ont plus de volonté. Dans la lutte sociale, ils ont l'air
de véritables automates.

**Traitement des pollutions.** — Pour guérir des pollutions, il faut suivre un *traitement causal*.

Par conséquent nous aurons :

1° *Traitement général* ;

2° *Traitement local*.

I. *Traitement général*. — Quand le malade est atteint d'états morbides constitutionnels, nous tâcherons de diriger nos efforts contre ces affections.

Ainsi, nous recommanderons à ceux qui souffrent de scrofule ou de lymphatisme, de les combattre dans certains cas avec du *sirop d'iodure de fer*, dans d'autres avec de *l'élixir à l'iode métallique* (deux cuillerées par jour), une cure annuelle de 10, 20 flacons, de 300 gr. chacun ; des *injections sous-cutanées au cacodylate de soude*, 40 à 80 par an, cure qui doit durer 2 à 3 ans ; *l'extirpation des polypes nasaux; l'extirpation des amygdales hypertrophiées ; les bains de mer*, etc.

II. *Traitement local*. — Puisqu'il est démontré que la vessie trop pleine, ainsi que son activité, provoquent chez le jeune homme les pollutions, il faudra qu'il fasse le nécessaire pour les éviter. C'est pour cela qu'il faut uriner le soir avant de se coucher. Le soir, il ne doit pas manger de soupe, ni de potage ; la viande sera complètement exclue à ce repas ; la bière, le vin, le café, le thé, le cacao et tout aliment ou boisson excitante sera défendu ; *en règle générale, à partir de 5 heures de l'après-midi on introduira dans l'estomac le moins possible de liquide.*

Par ces moyens, on fait diminuer la quantité d'urine, mais il faut savoir que, dans certains cas il faut neutraliser, éliminer aussi l'acidité. On arrive à ce résultant en administrant des substances alcalines et le médicament le plus efficace est le *bicarbonate de soude*. Avant de se coucher, le jeune homme qui a des pollutions prendra 2 à 5 grammes de bicarbonate de soude, dans 50 gr. d'eau.

Quand j'ai un tel traitement général et local, il arrive rarement que je n'obtienne pas de bons résultats. Avec ces moyens, j'ai eu, pendant ma pratique, des résultats de guérison radicale.

En ce qui concerne les suites des pollutions, on les traitera suivant les cas qui se présenteront.

# CHAPITRE IV

## LE SECRET DES SEXES

### MOYENS D'AVOIR DES GARÇONS OU DES FILLES

Pouvoir donner naissance tantôt à un garçon. tantôt à une fille, voilà une question intéressante. Beaucoup de théories ont cours depuis quelque temps. Ainsi une qui a fait quelque bruit est celle du professeur Schenk (de Vienne). Ce savant soutenait, en s'appuyant sur des recherches faites sur des animaux, que le sexe du fœtus peut se décider d'après la nature de la nourriture de la mère au commencement de la grossesse : *Si elle se nourrit de beaucoup d'albuminoïdes pendant les deux premiers mois de la gestation, le fœtus sera du sexe masculin ; si elle mange des farineux, elle donnera naissance à une fille*. D'après cet auteur la mère seule a une influence sur le sexe, tandis que le père n'en a aucune.

Dans les temps anciens, les juifs considéraient comme un bienfait du ciel le fait d'avoir beaucoup d'enfants, surtout des garçons, car seulement de cette

manière leur peuple pouvait devenir puissant. Leurs
habitudes prouvent que leurs médecins croyaient à
cette époque, que si l'ovule de la femme est plus fort
que les spermatozoïdes de l'homme, il naîtra un garçon, que si la femme tombait enceinte tout de suite
après les règles menstruelles elle devait donner naissance à un garçon, et dans le cas où elle le deviendrait deux semaines après la menstruation, naîtrait
une fille.

Aleman, poète grec qui a vécu 540 ans avant J.-C.,
a dit que le sexe du fœtus est déterminé par la puissance de l'un des parents.

Dans le *Talmud*, le livre des anciens sages juifs, on
lit : *Si la femme est plus faible que l'homme pendant l'acte conjugal, et si elle tombe enceinte, naîtra un garçon, dans le cas contraire une fille.*

Le docteur Vogel (de Münich) soutient dans un de
ses livres, des idées que personne n'a encore soutenues, sauf ce que le Talmud dit. Il écrit que, si la
femme est plus passionnée que son époux, elle donnera naissance à un enfant de sexe masculin.

Cette idée se répand de plus en plus, tandis qu'autrefois on ne tenait pas compte de l'état de la femme,
de ses plaisirs ou de ses inquiétudes.

Si les idées soutenues par le docteur Vogel sont
vraies, comme dans la plupart des mariages qui s'ef-
fectuent aujourd'hui, la femme ou l'homme se marie
par intérêt et non par amour, on peut conclure qu'il
naîtra de moins en moins de garçons.

Quand l'épouse n'aime pas passionnément son mari, naîtront seulement des filles, du moins c'est ce que le docteur Vogel soutient !

La théorie de *Vogel* n'est pas plus soutenable que celle de *Schenk*. On pourrait même dire que cette dernière en a fait éclore une autre qui se base toujours sur un état de nutrition de l'organisme, mais dans un sens inversé. J'ai nommé *la loi de Van Lint* dont parle *M. Romme* dans la *Revue*, n° 8 du 15 avril 1908.

« La nature, dit M. Romme, garde encore jalousement son secret. Est-ce à dire cependant que le hasard seul fait que tantôt il naît des garçons, tantôt des filles ? Non pas. Certains faits permettent de penser qu'il existe en cette matière une règle, peut-être même une loi, à laquelle l'humanité obéit aveuglément.

Un savant, Van Lint, a même formulé cette loi en disant que *des deux parents, c'est le plus faible qui fait l'enfant à son image.* Cette opinion est en contradiction formelle avec l'idée courante d'après laquelle le sexe de l'enfant se modèlerait sur celui de l'époux le plus fort, le plus vigoureux. Du savant ou du profane lequel a raison ? C'est ce que nous allons voir.

Dans tous les pays du monde on trouve avec une régularité presque mathémathique, 100 garçons pour 105 ou 106 filles. Cette proportion, qui est à peu près absolue, ne se modifie qu'à la suite d'une seule circonstance : la guerre. Après chaque guerre, — et les statistiques sont formelles sur ce point — il naît chez les belligérants beaucoup plus de garçons que de filles.

Ainsi en Prusse, en 1869 (j'emprunte les faits qui suivent à l'étude fort intéressante du docteur Billon) il y eut, comme toujours, un excédent de filles. Mais après la guerre, en 1871, la proportion se trouva renversée en faveur des garçons. De même encore, pendant les guerres de l'Empire, sous Napoléon I<sup>er</sup>, il y eut, à un moment donné, en France, une telle disette de filles, un tel excédent de garçons, qu'on commença à avoir des inquiétudes sur l'avenir du pays. Tous les voyageurs, tous les explorateurs ont noté ce fait que, chez les peuplades qui guerroient continuellement entre elles, on trouve un bien plus grand nombre de garçons que de filles.

Or la grande natalité masculine, après les guerres ou chez les peuplades guerrières, est fort bien expliquée par la loi de Van Lint (1). En effet, quand en cas de guerre tous les hommes valides partent à l'ennemi, quels sont les citoyens auxquels incombe la mission de perpétuer l'espèce ? Des hommes qui, pour la plupart ne sont plus à la fleur de l'âge, des hommes plus ou moins chargés d'infirmités, des hommes qui ne brillent, ni par leur santé, ni par leur vigueur, ni par leur ardeur. Aussi, en vertu de la loi du plus faible, les enfants qui naissent de ces maris médiocres sont-ils en majorité des garçons.

(1) VAN LINT, *Qu'est-ce qui détermine le sexe ?*

On peut pousser plus loin la curiosité et se demander : *Pourquoi* l'enfant naît-il à l'image du parent affaibli, moins vigoureux ? La réponse à cette question n'est pas difficile. La nature, comme on le sait, fait peu de cas de l'individu, et ne se soucie que de la conservation de l'espèce. Que fait-elle donc dans un ménage dont un des époux offre moins de garanties de santé et de vigueur ? Dans sa prévoyance, dans son désir de conserver coûte que coûte l'espèce, elle donne un successeur à l'époux affaibli, et cela avant même qu'il ne disparaisse. De cette façon, elle est sûre de garder l'équilibre nécessaire à la perpétuation de l'espèce humaine. J'ai tenu à souligner ce caractère général de la loi de Van Lint avant de citer les autres faits qui montrent, comme les précédents, que *des deux époux, c'est le moins fort qui donne son sexe à l'enfant* ».

En effet, plus loin, M. Romme, se basant sur des statistiques, donne d'autres exemples pour soutenir ses idées, qui se rapportent toutes à l'affaiblissement de l'élément mâle ou femelle : ainsi, c'est le cas des ménages où le mari est plus âgé que la femme ; ou encore la naissance d'un plus grand nombre de filles quand la femme est affaiblie par des grossesses répétées ; la saignée du taureau, si l'on désire obtenir un veau, ou celle de la vache, *au moment opportun*, si l'on veut avoir une génisse, etc.

Tous les faits invoqués par les auteurs cités, nous l'avouons franchement, n'ont aucune portée scientifique sérieuse parce que, et les observations prises et leur interprétation sont incomplètes. D'abord, on ne précise pas l'époque des naissances après les guerres dont M. Romme fait mention dans ses statistiques, ce qui est un point assez important. En effet l'explication du plus grand nombre des garçons après les guerres peut être cherchée ailleurs. Tout le monde sait que, pendant et après les exploits des armées, les femmes accordent plus volontiers leurs faveurs aux militaires, à cause de leur imagination enflammée et toujours prête à la recherche des héros. Puis, quand les soldats sont en campagne de guerre, ils sont plus ou moins sevrés de l'amour; donc leur faculté génératrice étant retenue de longs mois, on comprend facilement qu'à leur retour leur cœur est gonflé de tendresse et l'ardeur de leurs sens ne connaît pas de bornes. Ces militaires, par la vie d'exercices au grand air, par l'imagination exaltée des exploits patriotiques, mettent peut-être leur organisme dans un état particulier, qui sera doué de qualités plus mâles que jamais.

Quant à la naissance prépondérante de garçons à cause de la faiblesse de l'élément masculin par la maladie ou la saignée, il faut se demander si l'agent morbide ou affaiblissant n'a pas une influence excitante quelconque sur quelques glandes à sécrétion interne dont nous parlerons plus loin.

D'après nous, le secret des sexes, sans être si caché qu'on le pense, doit être plutôt spécialisé dans un individu plus que dans un autre ; dans l'organisme même il doit y avoir des causes déterminantes bien précises.

En effet, il est d'observation courante qu'il y a des ménages où naissent seulement des garçons ou seulement des filles ; d'autres où il y a plus de garçons que de filles, et inversement. Les vétérinaires nous instruisent de même que, parmi les taureaux, il y en a quelques-uns qui ne donnent que des veaux.

Nous voyons donc que la nature, quoiqu'elle *fasse peu de cas de l'individu*, comme le dit M. Romme, choisit pourtant l'individu qui l'aide à la conservation de l'espèce.

De quelle façon fait-elle son choix ? C'est ce que nous tâcherons de mettre au point.

Pour suivre la bonne voie, je me permets de citer sur l'hermaphroditisme de l'homme quelques lignes du livre de Metchnikoff, *Étude sur la nature humaine* (page 101). Cet auteur, en parlant des imperfections de l'appareil de la reproduction, soutient que :

« Les organes sexuels internes dénotent un certain fond d'hermaphroditisme. Chez l'homme, on rencontre des vestiges d'organes sexuels de la femme, des rudiments de l'utérus et des trompes. Chez la femme, on trouve au contraire quelques traces d'organes mâles. Cette disposition doit être de date très reculée, car on la trouve également chez la plupart des vertébrés. Elle indique qu'à une époque très éloignée, ces animaux devaient être hermaphrodites et qu'avec le temps les sexes se sont séparés définitivement en mâles

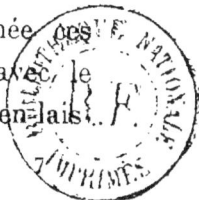

STÉRIAN — Education sexuelle.

sant des traces plus ou moins marquées de leur évolution. Ces traces, sous forme d'organes rudimentaires (connus sous le nom d'organes de *Weber*, de *Rosenmueller*, etc.), se retrouvent encore plus ou moins souvent chez l'homme adulte. Sans être d'aucune utilité, ces organes, comme cela se voit si fréquemment sur des parties en voie de s'atrophier, donnent lieu, soit à la formation de monstruosités, soit à la production de tumeurs plus ou moins nuisibles à la santé.

. . . . . . . . . . . . . .

Chez la femme, certains kystes, comme ceux du *parovaire*, ont pour cause des végétations pathologiques des restes du même système d'organes.

. . . . . . . . . . . .

L'appareil sexuel interne contient dans l'espèce humaine toutes sortes d'organes rudimentaires toujours inutiles, quelquefois plus ou moins nuisibles à la santé et à la vie. »

La supposition que, dans les premiers temps de l'humanité, l'homme et la femme ont été des êtres hermaphrodites, ne peut se baser sur aucun document scientifique connu jusqu'à présent. Par contre, comme jusqu'au troisième mois, l'embryologie nous apprend que les parties sexuelles du fœtus sont hermaphrodites, on peut se demander comment sont les germes eux-mêmes, le spermatozoïde et l'ovule, avant la fécondation? Ne sont-ils pas tous les deux des cellules hermaphrodites pour permettre que l'embryon reste hermaphrodite lui-même jusqu'au troisième mois? Et après ce terme n'est-il pas possible qu'une influence quelconque, venue de quelques glandes à sécrétion interne, donne au fœtus la direction de son sexe? Et pourquoi ne pas admettre que ces glandes déterminant le sexe ne seront que les organes rudimentaires dont il a été question plus haut?

Donc, loin d'être de l'avis de Metchnikoff, nous croyons que le corps *de Rosenmueller* (époophore), *le parovaire*, etc., chez la femme; l'*hydatide sessile*, l'*hydatide pédiculée*, le *corps de Giraldès*, l'*utricule prostatique*, le *vas de Haller*, le *vas du rete* chez l'homme ne sont pas des organes rudimentaires, toujours inutiles, que la nature a oublié de faire disparaître, mais au contraire que ces organes-là sont des glandes à sécrétion interne.

Ce sont peut-être ces glandes qui, par leur fonction, déterminent le sexe. Mon hypothèse ne peut être contredite que par l'expérience.

*Par conséquent, je propose de prendre un animal mâle quelconque, un chien, par exemple; qu'on lui enlève tous les organes dits rudimentaires qui avoisinent ses parties sexuelles internes et externes; qu'on le fasse accoupler et si, après l'accouplement avec une femelle de la même espèce — n'ayant été préparée d'aucune façon — tous les descendants ou la plus grande partie d'entre eux sont mâles, c'est que ma théorie sera vraie.*

On peut voir la portée pratique de ces expériences,

car il sera facile de faire un extrait opothérapique des
glandes déterminantes du sexe d'un animal, qui, in-
jecté (sous la peau) dans le corps de la femme ou de
l'homme, pourra exercer une *influence* tellement puissante sur l'organisme qu'à volonté on fera naître des
garçons ou des filles.

# CHAPITRE V
# LE SYMBOLE DU SEXE

## LA COULEUR BLEUE POUR LES GARÇONS, ROSE POUR LES FILLES

On sait que chez les orthodoxes, roumains, russes, etc., les médailles commémoratives que les parrains apportent aux baptêmes, de petites croix généralement, sont attachées à des rubans bleus pour les garçons, roses pour les filles. La robe de baptême, elle aussi, est bleue pour les garçons et rose pour les filles. Les bonnets des nourrices, les coiffes, les petites robes et toute la lingerie des premières années et même de la jeunesse de l'enfant se distinguent par ces mêmes couleurs bleue ou rose, selon que c'est un garçon ou une fille. Quel peut bien être le sens caché de ces deux couleurs, qui frappent la vue et attirent de loin le regard sur le sexe de l'enfant ? Malgré mes recherches, je n'ai pu trouver aucun indice sur la signification de ces symboles. Nous en sommes donc réduits aux suppositions, tout en laissant à d'autres le soin de continuer les recherches, pour prouver ou nier le bien fondé de ce que nous allons dire.

Ces coutumes sont les restes des croyances païennes, mais pleines de charme, du sens spirituel qui élèvent l'homme jusqu'à la divinité.

**Le symbole de l'homme.** — Si la couleur des splendeurs célestes a été consacrée au garçon, c'est à cause du rapprochement que l'on fait entre le sexe mâle et la toute-puissance créatrice. Selon les mythologies grecque et romaine, l'homme, de par sa naissance, est considéré comme la puissance protectrice, maîtresse. De même que le ciel, région azurée où trône Jupiter, recouvre le monde, de même la couleur bleue est, pour l'homme, le symbole de ses prédestinations à tout dominer.

En ce qui concerne le foyer, le *pater familias* est, chez les Romains, l'autorité suprême. Il en est de même chez tous les peuples indo-celtiques, qui ont formé les civilisations passées et les civilisations présentes : le père, l'époux ou le fils sont les protecteurs, les chefs de la vie à l'intérieur et au dehors de la famille. Il est hors de doute que, l'homme étant considéré comme doué de qualités prépondérantes, on lui ait donné comme symbole à son baptême la couleur bleue, pour établir ainsi une relation entre l'homme et l'Esprit-Saint de la chrétienté et l'emblème de l'icone resplendissante du ciel bleu du paganisme.

**Le symbole de la femme.** — La couleur rose est le symbole qui désigne le sexe féminin. Où nos ancêtres ont-ils pris ce symbole? Certains croient que le rouge désigne la puissance créatrice et font un rapprochement avec la menstruation. D'autres, au contraire, prétendent que la femme, devant entretenir le feu sacré du foyer, source des temps éternels, qui se détache, à chaque nouvelle aurore, des rayons rosés du soleil, doit porter la couleur rose, qui est la couleur de l'aurore. Ce n'est pas mon avis. J'estime que le symbole de la femme doit son origine à l'usage traditionnel des mariages par enlèvement de la fille : *mariages par capture*. Autrefois l'enlèvement des jeunes filles était assez répandu. Il existe encore aujourd'hui, soit comme une réalité, soit comme un symbole. Ce dernier s'est surtout très bien conservé chez les peuples de l'Inde.

« Les Kourmis du Bengale font semblant de se battre ; les fiancés se barbouillent le front de sang. Dans l'Inde entière, on retrouve cette coutume de mettre du vermillon sur le front de la fiancée ; le vermillon tient lieu de sang et est un lointain symbole de l'enlèvement violent, de la capture, origine du mariage. Campbell a assisté, dans la province indienne d'Orissa, chez les Khonds, à une scène caractéristique qu'il raconte en ces termes, dans un récit reproduit par Mac Lennan (*Primitive Mariage*).

« J'entendis une grande clameur venant d'un village voisin ; redoutant quelque querelle, je m'y rendis sur-le-champ et vis un homme portant sur son dos un paquet, enveloppé d'un vaste drap écarlate ; il était entouré de vingt ou trente jeunes femmes. Je demandai l'explication de cette scène, si nouvelle pour moi, et on me répondit que cet homme venait de se marier et que son précieux fardeau était sa jeune femme qu'il transportait dans son village. Les jeunes amies de la mariée (il paraît que c'est la coutume du pays) cherchaient à la reprendre et lançaient à la tête du malheureux mari des pierres et des bambous jusqu'à ce qu'il fût arrivé à l'entrée de son propre village » (1).

Dans la mythologie grecque et latine, il y a aussi le symbole des mariages par capture.

Il s'agit de l'enlèvement par Pluton, dieu des enfers, de Proserpine, fille de Jupiter et de Cérès, déesse des moissons, qui est raconté ainsi. « C'est en vain que la mère outragée descend sur la terre pour chercher son enfant : Perséphone reste introuvable. Alors Déméter maudit la terre et les mortels. Une disette terrible sévit dans toute la Sicile. Zeus, voyant ces maux, prend alors une résolution. Il envoie Iris aux ailes d'or vers Déméter aux beaux cheveux. Iris la trouve dans le temple, enveloppée d'un voile d'azur, et elle lui transmet l'ordre de Zeus, qui l'engage à venir dans l'assemblée des Dieux immortels. Déméter demeure inflexible. Tant que sa fille, aux doux regards, ne lui sera point rendue, elle essaiera de faire périr la race des hommes, gardant le grain enfoui au fond de la terre. Zeus alors envoie Hermès sommer Hadès de rendre Perséphone à sa mère. Hadès aux cheveux noirs obéit ; mais, avant de faire remonter Perséphone à la lumière du ciel, il lui donne en secret à manger un pépin de

(1) *La Grande Encyclopédie*, famille, sociologie, tome XVI.

grenade, symbole de la floraison. C'était faire acte de mari prudent. En effet, Jupiter avait décidé que si Perséphone goûtait de quelque nourriture avant de revenir sur la terre, elle resterait un tiers de l'année avec Hadès, et les deux autres tiers dans la compagnie des dieux immortels. Le fait s'accomplit, et Déméter, réunie à sa fille, ne prive plus la terre de ses riches moissons » (1).

Le fruit donné par Pluton est de couleur rouge et n'a pas d'autre sens que d'être un symbole du sang des mariages par capture.

Nous croyons aussi que de la même façon doit s'expliquer une coutume du temps des Romains : les jeunes filles, jeunes femmes et veuves devaient, pour accompagner leurs prières, apporter à l'autel de Vénus, protectrice de l'amour, des chapelets et des gerbes de roses rouges.

La couleur rouge ou rose est donc le symbole du sang de combat. Elle signifie, dans les mariages par enlèvement, que la femme doit être le prix d'une lutte courageuse. Petit à petit, ce symbole, transmis de génération en génération, arrive chez les orthodoxes sous la forme d'une médaille de baptême attachée au ruban rose. Et c'est pourquoi cette couleur a été attribuée à celle qui jadis était conquise au prix du sang et qui, aujourd'hui encore, ne demande pas moins de sacrifices de la part du sexe fort.

(1) EUGÈNE TALBOT, *Mythologie grecque et Mythologie latine*, chapitre « Déméter et Perséphone ».

# CHAPITRE VI

## L'ÉDUCATION SEXUELLE
## DE LA FEMME

Je ne trouve rien de plus concluant, pour commencer cet intéressant chapitre sur la vie génitale de la femme, que la citation suivante de l'*Hygiène de l'Amour*, par Mantegazza.

« La nature, en annonçant à la jeune fille qu'elle est devenue femme, semble vouloir lui prédire que bien des douleurs lui sont réservées dans la vie qu'elle va commencer. Chez l'homme, un songe et une volupté; chez la femme une blessure et une tache; chez l'homme le désir d'une lutte; chez la femme, la honte d'un mystère qui la fait rougir. Que ce soit toujours la mère qui assiste son enfant dans cette première et douloureuse leçon d'amour! Que ce soit elle qui lui enseigne que, physiquement et moralement, la femme ne peut aimer que blessée ».

En effet, un des principaux devoirs d'une mère est de surveiller sa fille et au physique et au moral, jusqu'à ce qu'elle la confie à son futur époux, en lui faisant connaître tous les périls qui l'attendent si elle néglige les lois de l'hygiène et de la morale.

Beaucoup de personnes croient qu'il est suffisant que les jeunes filles gardent intact leur hymen avant le mariage afin que leur virginité soit complète. Dans la plupart du temps c'est quelque chose, même tout ce que l'on demande aujourd'hui aux jeunes filles.

Mais peut-on satisfaire les hommes en particulier et la société en général seulement avec la virginité anatomique ? Nous savons très bien qu'il existe des jeunes filles dénommées *les demi-vierges*, qui savent et pratiquent bien des choses (l'onanisme, l'homosexualité, etc.), de sorte que, au point de vue moral, elles peuvent être comparées aux courtisanes les plus raffinées ? Elles gardent c'est vrai, la virginité anatomique. Mais leur virginité morale ! Combien de batailles perdues avant l'autel !

Il est bon, autant que possible, que les parents, et surtout la mère, aient le plus de sollicitude possible en ce qui concerne la vie sexuelle de la jeune fille.


## LA VIRGINITÉ DE LA FEMME


**Signes de la virginité anatomique.** — « Anatomiquement, *l'hymen* n'est qu'une membrane plus ou moins mince, selon l'individu et la race, formée par un pli, d'habitude incomplet, de la membrane qui bouche l'entrée du *nedene (vestibulum)*. C'est la *membrane virginale*, élevée comme une barrière, et ne laissant pénétrer par son ouverture, d'une manière naturelle, que des corps de la grosseur de l'auriculaire ou de l'annulaire d'une personne de taille moyenne.

Pour examiner l'état de l'hymen chez une vierge, ou soi-disant vierge — les cuisses doivent être le plus possible éloignées l'une de l'autre et les grandes lèvres bien écartées. De cette manière, nous verrons que l'hymen se montre comme une membrane tendue perforée, qui s'attache à la partie inférieure de l'entrée du vagin et sur les bords latéraux. Puis, l'hymen se prolonge en haut sous la forme de deux petites cornes, qui peuvent prendre différents aspects.

Tantôt, et c'est le cas le plus commun, les deux petites cornes montent vers l'ouverture du canal urinaire (*méat*), sans toutefois l'atteindre, en se rétrécissant et se perdant vers la moitié du chemin ; l'hymen a dans ces conditions l'aspect d'un croissant : *l'hymen semilunaire*.

D'autres fois, les petites cornes se réunissent devant le méat urinaire, en avant ou en arrière ; cette forme donne naissance à un deuxième aspect de l'hymen : *l'hymen annulaire* ou *circulaire*.

L'hymen circulaire a encore deux variétés : *l'hymen frangé* et *l'hymen bilabié*. Cette dernière variété est constituée par deux lèvres ou valves, placées à côté l'une de l'autre, sans être quelquefois assez libres pour

)ermettre le rapport sexuel sans être déchirées (1), »

L'hymen bilabié ou frangé n'est pas une forme 'are, et, d'après ce que j'ai vu, il peut donner naissance ι beaucoup de désagréments.

En effet, plusieurs fois dans ma carrière j'ai vu des femmes nouvellement mariées, se plaindre d'avoir eu beaucoup de reproches de leurs maris, qui soutenaient qu'elles n'étaient pas vierges, parce qu'au premier contact sexuel elles n'avaient pas perdu de sang, preuve indéniable de la défloration.

Eh bien! s'il n'est pas rare de voir des maris trompés, il faut reconnaître que, dans bien des cas, le manque de sang chez certaines vierges est dû à la deuxième forme de la membrane virginale, l'hymen annulaire, avec la variété d'*hymen frangé*.

L'ouverture de l'hymen dans cette variété a les bords entrecoupés de franges, qui peuvent se défaire facilement, pour laisser pénétrer dans le vagin un corps de la grosseur d'un organe viril de taille moyenne; même si l'hymen se déchire dans certains endroits, ces déchirures sont si peu importantes que les quelques gouttes de sang, mélangées au liquide séminal de l'homme ne sont pas suffisantes pour rougir le linge de la jeune mariée. Pour ce motif, on ne peut pas dire qu'une jeune fille n'était pas vierge en se mariant.

J'ai eu l'occasion de constater la virginité dans beaucoup de cas, soit que l'époux insistât sur l'infidélité de son épouse, soit qu'une mère ou un fiancé aient eu des

(1) POIRIER, t. V, *Organes génito-urinaires*, p. 529.

doutes sur la chasteté d'une jeune fille. En vertu de mon expérience, je peux dire l'hymen, annulaire, frangé et bilabié.

Chez *les blondes, les lymphatiques*, et celles qui ont un tempérament *phlegmatique*, j'ai souvent remarqué l'existence de l'hymen annulaire, bilabié. Puis, chez les jeunes filles qui font partie de ces catégories, surtout chez celles qui ont une faible constitution, nous rencontrons un relâchement et une plus grande élasticité de tous les tissus, c'est pour cela qu'il n'est pas étonnant que l'hymen aussi présente cette caractéristique de leur organisme. D'un autre côté, le relâchement et l'amincissement de l'hymen peuvent être aussi un signe distinctif de race.

Ainsi, nous savons que les brunes, les jeunes filles aux yeux et aux cheveux noirs, ont d'habitude un hymen très résistant, de sorte que l'homme doit beaucoup souffrir avant d'arriver au but : elles éprouvent de grandes douleurs et poussent des cris épouvantables, alors que, chez les autres, la défloration se fait presque insensiblement.

La cause en est que, dans les veines de l'homme brun, coule du sang de race noire, et on sait que l'hymen, dans cette race, étant très épais, ne peut pas être percé par l'homme, mais par des opérateurs spéciaux. Pour le même motif, j'ai eu l'occasion de constater souvent de grosses pertes de sang, à la suite de la défloration, chez les brunes, tandis que chez les blondes la perte est d'habitude presque insensible.

Chez les brunes, non seulement l'épaisseur des parois de l'hymen est beaucoup plus grande que chez les blondes, mais la membrane virginale a, dans un bon nombre de cas, une ouverture très petite et on a vu des cas de souffrances atroces par défloration. Il est bon de savoir que l'homme qui a affaire à une femme qui est dans ce cas doit se conduire avec beaucoup d'attention et ne pas insister pour finir l'opération, en une seule fois.

Je me permettrai de terminer ce chapitre par une particularité, que j'ai notée pendant mes observations, sur l'élasticité de l'ouverture du vagin après la déchirure de l'hymen. Chez les femmes brunes, et surtout chez les femmes petites de taille, après la rupture de l'hymen, l'entrée du vagin reste assez large, et après les grossesses cette ouverture devient encore plus grande. C'est tout le contraire chez les femmes blondes ou chez les femmes aux cheveux châtains : le tissu de leur peau (de la muqueuse et de la couche sous-muqueuse) jouit d'une élasticité naturelle, beaucoup plus stable que chez les brunes, et après la déchirure de l'hymen, et même après de nombreuses couches, l'entrée du vagin reste petite, étroite. C'est pour cela que les blondes et celles qui ont des cheveux châtains peuvent jouir longtemps de la fidélité de leurs maris, bien entendu quand elles se portent bien et n'ont pas de pertes blanches abondantes, comme les lymphatiques et les scrofuleuses.

Cet état de choses chez les blondes, est, d'autre

part, la cause pour laquelle elles peuvent contracter et céder les maladies syphilitiques plus facilement que les brunes.

A part l'hymen, la femme n'a pas d'autres signes de virginité.

L'absence d'autres signes est cause que beaucoup d'hommes sont induits en erreur en se mariant avec des jeunes filles qui ont goûté au fruit défendu avant terme. Les lignes suivantes, qui ont été détachées d'une lettre, en sont une preuve manifeste :

« Je vous adresse une prière, en vous suppliant de l'écouter. Il s'agit d'une nièce, âgée de 19 ans. Elle a été fiancée à un jeune homme, et, pour des motifs que j'ignore, le mariage a été rompu. Pendant les fiançailles, ma nièce a cédé aux insistances de son futur mari. Elle n'avait rien dit à personne jusqu'à présent, mais comme une occasion convenable se présente pour elle de se marier, et ne voulant pas aller au tribunal le lendemain de ses noces, elle m'a confié son secret, espérant que je pourrais l'aider. Je me suis renseignée auprès d'une amie, qui m'affirme que ma nièce, pour tout arranger, n'a qu'à se laver avec de l'alun le soir quand elle restera seule avec son mari, introduire dans le vagin une petite éponge imbibée du sang d'un pigeon mélangé d'eau, etc. »

Cette lettre est très claire, je crois, et donnera l'occasion aux jeunes filles de refaire leur virginité deux et trois fois, après avoir goûté au fruit défendu. Dans la plupart des cas, la supercherie réussit.

Mais la science a trouvé le moyen de découvrir facilement la fraude.

Ainsi, celui qui se croit dupe n'a qu'à prendre le linge taché de sang, et le porter dans un laboratoire pour le faire examiner.

Au microscope on voit, quand il s'agit du sang d'oiseau (ou de tout autre animal), les signes qui le différencient du sang humain.

Cette fraude est impossible à découvrir quand le sang employé est du sang d'homme, d'une autre partie du corps (du doigt, par exemple), prélevé en s'égratignant. Dans ce dernier cas, il ne nous reste qu'à faire examiner les parties sexuelles de la femme par un médecin expert, qui saura tout de suite si la déchirure de l'hymen a été faite 24 heures ou quelques semaines avant ; l'examen médical doit se faire dans les premières 24 heures qui suivent, autrement, après 3 ou 4 jours, ce n'est qu'avec difficulté qu'on peut dire si la défloration est récente ou date de quelque temps.

La dureté ou la mollesse des seins, la conformation du cou, de la taille, la fraîcheur des chairs ne peuvent donner aucune indication. Certaines jeunes filles chastes ont les seins durs ; d'autres, tout aussi pures et chastes, ont les seins et les chairs mous. D'un autre côté, il y a des femmes qui, tout en menant une vie sexuelle assez active, ont un corps qui ne peut pas être différencié de celui d'une jeune fille.

La cause de la mollesse des seins et des chairs réside dans la santé de l'organisme entier. Les lymphatiques et les anémiques ont des petits seins. Les jolies femmes, très souvent, n'ont pas la poitrine très développée, ce qui ne signifie pas qu'elles ne peuvent normalement allaiter des enfants, tandis que d'autres, avec de gros seins, ont très peu de lait.

## LA PHYSIOLOGIE DE L'HYMEN

Le seul signe de la virginité de la femme, comme nous l'avons vu, n'est que la présence de l'hymen. L'existence de ce signe chez la jeune fille pour nous les Européens, est le symbole de sa chasteté. Donc, sa signification sociologique chez nous est très grande. Mais le rôle physiologique de la membrane virginale est une question des moins étudiées. Nous tâcherons de préciser ce rôle. C'est pourquoi il est nécessaire de citer d'abord les recherches d'autres auteurs.

« Dans le sexe masculin, dit Metchnikoff (1), la différence entre l'homme et les anthropoïdes se manifeste par l'absence d'un organe ; dans le sexe féminin, on est frappé par un phénomène d'ordre inverse. La membrane virginale, ou hymen, es tune véritable acquisition de l'espèce humaine.

« ...L'hymen pourrait servir la cause des savants qui cherchent à tout prix un organe particulier à l'espèce humaine et faisant *complètement défaut chez tous les autres animaux*, sans exclure les singes anthropomorphes. »

(1) ELIE METCHNIKOFF, *Etudes sur la nature humaine.*

A. Chauveau et S. Arloing (1) ont une tout autre opinion que Metchnikoff, au sujet des animaux.

« L'hymen — en parlant d'animaux — est une cloison incomplète qui se forme à la limite du vagin et de la vulve, au-dessus du méat urinaire, par l'accolement de la muqueuse. mais qui est beaucoup moins développée que chez la femme. Le plus souvent. cette membrane est réduite, chez la jument, à un repli plus ou moins entrecoupé. qui passe au-dessus du méat urinaire ; mais il n'est pas extrêmement rare de la trouver plus développée, de telle manière que l'hymen laisse flotter dans la vulve une ou plusieurs franges pédiculées. »

Metchnikoff, dont le système scientifique est de nier l'utilité de tout organe du corps humain, pour lequel la science n'a pas encore trouvé d'explications. croit que l'hymen n'est d'aucune utilité ; qu'il serait même nuisible à la femme, par conséquent qu'il est une imperfection du corps humain. Nous verrons tout de suite les preuves sur lesquelles s'appuie ce savant, ainsi que la critique qu'on peut en faire.

« Le rôle de l'hymen dans les relations familiales et sociales est quelquefois immense...

« Mais dans la question que nous nous sommes posée, il s'agit avant tout du rôle physiologique de la membrane virginale. Il n'est pas difficile de conclure que *ce rôle est tout à fait nul pour l'humanité actuelle.*

(1) *Traité d'Anatomie comparée,* 1905.

L'atrophie de l'hymen après la défloration n'empêche en rien l'acte sexuel. Lorsqu'il est intact, cet organe constitue au contraire un obstacle souvent désagréable et gênant.

« Aussi, chez beaucoup de peuples, on cherche à débarrasser les fillettes de leur hymen le plus tôt possible. Dans certaines régions de la Chine, on fait la toilette des enfants du sexe féminin d'une façon tellement minutieuse et complète que bientôt il ne reste seulement que des traces de l'hymen. Aussi, beaucoup de Chinois, même médecins) ignorent jusqu'à l'existence de cet organe. Le même fait a été observé aux Indes anglaises. Chez certains Indiens du Brésil (de la tribu des Machacuras), les vierges, dans le sens européen du mot, n'existent pas du tout, car les mères détruisent l'hymen de leurs filles peu de temps après leur naissance. Chez les indigènes du Kamtchatka (les Itelmènes), on considère comme un signe de très mauvaise éducation de se marier avec un hymen intact. Pour éviter cette humiliation, les mères détruisent avec les doigts l'hymen de leurs filles.

D'un autre côté, chez certains peuples, pour remédier à l'inconvénient que présente l'hymen, on s'adresse à des spécialistes qui se chargent de le perforer. Autrefois, chez les Bisaires, indigènes des Philippines, il y avait « des officiers publics, et même très bien payés, pour ôter la virginité aux filles parce qu'elle était regardée comme un obstacle aux plaisirs du mari. Un usage analogue existait chez les Néo-Calédoniens, au sujet duquel *Moncelon* remarque que la virginité est peu prisée. « Chose fort curieuse, j'ai eu la preuve — dit cet explorateur — que, lorsqu'un mari ne peut, ou ne veut déflorer sa femme, il trouve, en payant, certains individus qui s'en acquittent à sa place. Ce sont des perceurs attitrés. »

On voit par ces exemples, dont la liste pourrait être facilement augmentée, que la membrane hymen, si particulière à l'espèce humaine, ne représente vraiment pas un organe utile dans le sens physiologique du mot.

Il est vrai que, chez beaucoup de peuples, parmi lesquels il faut surtout mentionner les peuples chrétiens et musulmans, la présence d'un hymen intact joue un rôle très important, mais dans un sens pour ainsi dire médiat. Cette dernière affirmation, concernant les musulmans, est soutenable seulement en Europe et dans l'Asie Mineure, où les harems sont peuplés d'un grand nombre de femmes blanches, tandis que chez les femmes musulmanes d'Arabie, chez les peuples mahométans très mélangés à la race noire, on ne tient pas compte de la virginité au moment du mariage.

Ce sont les anciens juifs qui ont commencé à attacher une valeur particulière à la virginité.

Chez beaucoup de peuples musulmans de l'Orient, on montre aux amis et aux parents le linge de la nouvelle mariée, en témoignage de sa virginité au moment du mariage. Seulement, la défloration se fait souvent, non pendant l'acte sexuel, mais tout à fait indépendamment de lui. Les Arabes et les Coptes, ainsi que les indigènes d'Egypte, perforent l'hymen avec le doigt entouré d'un linge en toile, et cette opération est pratiquée non pas par le mari, mais par une matrone, spécialement appelée dans ce but (1).

La même chose se passe chez tous les peuples noirs de l'Afrique, où, pour les hommes comme pour les femmes, il y a des opérateurs qui coupent le prépuce des garçons et percent l'hymen des filles.

Mais d'où vient cette habitude chez les peuples noirs et chez ceux qui appartiennent aux croisements où domine le sang noir (Arabes, Coptes, Malais, etc.) ? A cette question, Metchnikoff et les autres auteurs ne répondent rien de précis. Et pourtant il est intéressant de trouver l'origine de ces mœurs. La suppression de l'hymen chez les négresses avant le mariage est une nécessité physiologique : car leur hymen est très épais ; le mari nègre, ou même Européen, voudrait bien s'acquitter lui-même de cette opération pleine d'attraits chez nous, mais le malheureux, si l'expérience de ses parents ne l'avait préalablement instruit de l'impossiblité de cet acte, risquerait de s'épuiser inutilement et de blesser ses propres organes générateurs.

En Abyssinie, autrefois, et dans la haute Egypte, la défloration des filles était accompagnée d'un cérémonial religieux. A certains jours de fêtes, on conduisait les vierges d'un certain âge au temple et le grand-

(1) METCHNIKOFF, *Etudes sur la nature humaine.*

prêtre enfonçait dans l'hymen un *phallus* en pierre. Les douleurs qu'elles subissaient leur faisaient pousser des cris épouvantables, mais aussi, en sortant du temple, elles pouvaient se marier. Dans l'Inde brahmanique, c'était toujours le grand-prêtre qui déflorait les mariées filles du peuple et même la fiancée du roi. Aussi, certains auteurs ont pu croire qu'il s'agissait de mœurs bien bizarres ou profondément immorales.

En réalité, c'était la nécessité physiologique : le grand-prêtre étant à la fois grand médecin, et le peuple indou étant extrêmement mélangé aux tribus de races noires, l'hymen devait être perforé avant l'acte sexuel.

Le droit du seigneur de la France féodale, de posséder le premier la jeune mariée, pourrait bien remonter à travers les siècles à cette coutume indienne.

Voilà pourquoi au Kamtchatka c'est une honte pour une jeune mariée de se présenter devant son mari encore vierge, puisque l'homme par ses seuls moyens ne peut accomplir la perforation nuptiale.

De ce qui précède, nous pouvons conclure que l'hymen entrave l'acte sexuel seulement chez les nègres et les peuples métis. Mais, pour les peuples de race blanche, l'hymen doit rester intact et être confié comme tel au mari, qui peut lui-même s'acquitter de la défloration, parce que la membrane virginale est assez mince. L'exigence des maris, concernant l'existence de l'hymen lors du mariage, est d'autant plus accentuée que la race est plus noble, c'est-à-dire chez les individus de la race blanche, la plus pure de tout mélange avec la race noire.

Si les anciens Hébreux donnaient une grande importance à ce fait, c'est qu'à leur époque ils étaient encore d'une race exempte de mélange avec la race noire.

« D'après la loi mosaïque, lorsque, au moment du mariage, la jeune fille ne sera point trouvée vierge, « alors ils (les anciens de la ville) feront sortir la jeune fille à la porte de la maison de son père, et les gens de la ville l'assommeront de pierres, et elle mourra ; car elle a commis une infamie en Israël, commettant impureté dans la maison de son père » (1). Quelle différence entre cette loi ancienne et les mœurs des filles juives du temps des Phéniciens et des Assyriens ! Elles avaient la permission d'aller se prostituer pour se faire une dot en vue de leur mariage ! Dans ce temps-là on ne tenait plus compte de l'ancienne loi mosaïque parce que, le peuple juif étant extrêmement croisé, la conservation de l'hymen n'était plus de rigueur pour la nuit de noce.

Metchnikoff dit encore : « Quelquefois cette membrane, c'est-à-dire l'hymen, devient même une source d'inconvénients plus ou moins sérieux. Ainsi, lorsque l'hymen se distingue par une rigidité particulière, il provoque souvent la déchirure postérieure du périnée, ce qui donne lieu quelquefois à des complications pénibles. . . . . . . . . . . . . .

---

(1) *Deutéronome*, XXII, 20 ; METCHNIKOFF, *l. c.*, p. 108.

« Nous avons déjà mentionné que, chez certains peuples, la toilette rigoureuse des parties génitales amenait la destruction de l'hymen. Il est évident que cette membrane empêche le nettoyage du vagin, ce qui a des inconvénients surtout pendant la période menstruelle. Il est probable que le sang, retenu par l'hymen, se contamine par les microbes, ce qui peut amener des troubles sérieux de l'organisme. Il est même possible que certaines anémies, comme la chloro-anémie des vierges, soient produites par la pullulation de pareils microbes.

On comprendrait facilement dans ce cas que le mariage présente le meilleur remède contre cette anémie, car, après la perforation de l'hymen, l'évacuation du vagin est beaucoup plus facile. »

Ces suppositions ne pourront jamais être transformées en vérités scientifiques.

Pour ma part je poserai cette question : combien de jeunes filles a-t-il vu, dans sa carrière, chloro-anémiques à cause de l'existence de l'hymen ? Personnellement j'ai eu l'occasion de voir des jeunes femmes débiles, maigres, qui, d'après la recommandation de certains médecins, se sont mariées pour échapper à la leucorrhée ou à d'autres troubles de la santé, désignées sous le nom de chloro-anémiques. Eh bien ! les prévisions n'ont pas été réalisées et la chloro-anémique, mariée, ne se portait pas mieux à la suite de la perte de sa virginité, mais seulement après un traitement raisonnable ou après une toute autre cause (grossesse) ayant contribué sérieusement à améliorer sa santé.

Les faits soutenus par Metchnikoff sont inadmissibles au point de vue anatomo-physiologique:

1° L'enveloppe épithéliale muqueuse du vagin ne produit jamais d'inflammation sans l'existence de microbes spécifiques; et les microbes ordinaires, en cas de virulence suffisante pour être nuisibles, produisent des troubles locaux si grands (vulvo-vaginite scrofuleuse) que la jeune fille commence d'abord à s'en plaindre et ne peut les cacher, avant de devenir chloro-anémique.

2° L'état général ne peut pas être influencé par les microbes sans importance, existant dans les résidus menstruels ou dans les sécrétions restées derrière l'hymen, parce que les parois du vagin, d'une manière naturelle, s'opposent à l'absorption de poisons, et l'utérus est, de la même façon, assez bien fermé, pour ne laisser sortir que le sang venant de haut en bas, et pas du tout les sécrétions ou les liquides qui viendraient de bas en haut, excepté les microbes spécifiques ou de grande virulence.

Si, chez les vierges chloro-anémiques, on voit des sécrétions, ces sécrétions sont assez souvent le résultat d'un mauvais état général: la leucorrhée, dans beaucoup de cas, fait fonction d'une soupape de sûreté, par laquelle l'organisme se débarrasse par la matrice des produits du lymphatisme, ou de la scrofulose, et n'est aucunement due à l'obstacle opposé par l'hymen.

Si cela était, comme le dit Metchnikoff, on devrait alors, chez la plupart des jeunes filles, trouver des troubles de ce genre.

D'un autre côté, il faudrait que, chez les jeunes filles qui ont l'hymen très peu ouvert, les phénomènes de chloro-anémie provoqués par l'existence de la virginité soient plus accentués. D'habitude, il arrive tout à fait le contraire : les blondes sont plus souvent que les brunes chloro-anémiques ; or, c'est justement les brunes, qui ont un hymen plus développé ; les jeunes filles aux cheveux blonds ont en général l'hymen plus ouvert que les autres. Il y a d'autres causes de la chloro-anémie : le lymphatisme, la scrofulose, la tuberculose cachée, etc.

L'idée de Metchnikoff sur l'inutilité de l'hymen, malgré tout le luxe d'une documentation, si intéressante au point de vue historique, est, d'après moi, tout à fait erronée.

Je n'ai pas la prétention de donner une explication décisive sur l'existence de l'hymen chez les jeunes filles, mais, scientifiquement parlant, il n'est pas permis de nier le rôle naturel de certaines choses pour lesquelles les recherches scientifiques n'ont pas encore trouvé de réponse convenable.

Je crois que l'hymen doit avoir un rôle plus déterminé que celui qu'on lui prête ; et que, s'il se forme chez l'enfant avant de naître, c'est que la nature le trouve toujours utile (1).

Son rôle, nous pouvons jusqu'à un certain point l'en-

(1) « D'après les recherches concordantes de plusieurs observa-

trevoir et, pour plus de facilité, je ferai un rapprochement physiologique entre l'hymen et le prépuce du
sexe mâle.

Nous savons que, chez les garçons, l'organe sexuel est
couvert par une peau en forme de capuchon, appelée
prépuce, qui, d'après ce que nous avons vu au chapitre
de la circoncision, contribue au développement de l'organe viril de l'homme et à l'entretien de son fonctionnement.

Eh bien, la membrane virginale, comme le prépuce,
influence le développement et l'entretien fonctionnel
des organes sexuels de la femme.

L'hymen, étant une barrière qui empêche de s'é-
couler une partie des sécrétions vaginales et utérines,
ces résidus humides, dans lesquels se trouvent peut-
être beaucoup de microbes banaux utiles, sont le point
de départ, probablement, d'un phénomène excito-
réflexe d'ordre nerveux, qui entretient l'état évolutif
vers la puberté des organes sexuels internes de la
femme.

On pourrait objecter que, chez les peuples demi-bar-
bares, cités comme exemples par Metchnikoff, l'hymen
étant détruit pendant l'enfance par les mères, il en
résulterait d'après mon hypothèse chez les filles ainsi
opérées une atrophie des organes sexuels internes.
Ceci est logique jusqu'à un certain point, mais non

teurs, l'hymen ne fait son apparition que pendant la dix-neuvième
semaine de la grossesse et même quelquefois plus tard. » (Metchnikoff, *Études sur la nature humaine,* page 105.)

difficile à combattre. En effet, si nous tenons compte que, dans ces pays-là, les filles se marient à l'âge de 8 ou 9 ans, par suite de la vie conjugale, le phénomène excito-réflexe de l'hymen est remplacé par l'excitation que donne l'acte des rapprochements répétés.

On pourrait encore objecter que les animaux ont l'hymen incomplet; donc chez eux il ne peut y avoir lieu à un phénomène excito-réflexe; ici encore, nous pouvons répondre.

Si, chez les animaux, l'hymen n'est pas entièrement fermé, ceci est dû à la position du vagin relativement au centre de gravité du corps. Les mammifères quadrupèdes ont le vagin dans une direction parallèle à la colonne vertébrale et perpendiculaire à la ligne du centre de gravité, donc sa position est horizontale. De cette façon, l'ébauche de l'hymen chez eux ne fait que compléter la fermeture de la cavité virtuelle et les sécrétions restent assez facilement dans le vagin pour contribuer au phénomène excito-réflexe évolutif des organes sexuels internes. Au contraire, chez la femme, le vagin étant à peu près dans la même direction que le centre de gravité, c'est-à-dire presque vertical et parallèle à l'axe du corps, l'hymen est développé tout autour, de sorte que, s'il en était autrement, les résidus excito-réflexes seraient impossibles à garder.

La confirmation ou la non-confirmation de ces suppositions ne peut se faire que par l'expérience : c'est-à-dire par la production des phénomènes excito-réflexes vaginaux, mécaniques, chimiques ou électriques, par conséquent sans rapport génésique, sur un animal du sexe féminin, afin de voir si les organes génitaux internes peuvent arriver rapidement à la puberté : en comparant avec un autre du même âge, race espèce et sexe, qui servirait comme témoin.

On pourrait croire encore que l'hymen même après sa déchirure, par les caroncules myrtiformes restants, a aussi le rôle de retenir derrière lui les spermatozoïdes du mâle, qui, par le fait de la déclivité du vagin chez la femme, seront autrement très facilement chassés dehors. Cette fonction de l'hymen, d'après notre avis, est spécialement destinée à la première conception, vu que la matrice chez les femmes, surtout chez celles qui n'ont pas encore eu d'enfants, est assez bien fermée par le sphincter de l'orifice interne.

C'est de même à l'intégrité de l'hymen que j'attribue la facilité avec laquelle nous pouvons observer quelquefois les grossesses chez les vierges qui ont eu des approchements sexuels incomplets, c'est-à-dire sans intromission de l'organe viril et sans défloration ; dans ces derniers cas, il suffit d'une seule goutte de semence tombée derrière l'hymen intact, pour que la conception soit effectuée dès le premier coup.

En résumé, nous pouvons dire que l'hymen a un rôle fonctionnel bien déterminé et sa formation, plus ou moins achevée dans l'espèce humaine, est due à la position verticale de l'organisme. Chez les peuples, dans les veines desquels coule beaucoup de sang de la race blanche, l'hymen est assez mince et élastique pour qu'il puisse être brisé par l'acte sexuel ordinaire, il doit, par conséquent, être gardé et confié au mari.

Chez les peuples d'une race très mélangée de sang noir l'hymen est assez épais, et ne peut pas être déchiré suivant l'usage en Europe, et c'est pourquoi on fait appel aux opérateurs spéciaux, avant le mariage, ou bien les mères interviennent dans la plus tendre enfance, comme chez les Chinois. Au Kamtchatka, d'après ce que nous avons montré plus haut, avec raison la mariée est mal vue si, au moment du mariage, son hymen est intact : c'est un signe de mauvaise éducation, parce que le marié, fort à plaindre, ne parvient pas à la déflorer.

# CHAPITRE VII

## LA CIRCONCISION DES FILLES. — MENSTRUATION. — MÉNOPAUSE

### LA CIRCONCISION CHEZ LES FILLES

Il est bon, à titre documentaire, de savoir que, chez les nègres, non seulement les jeunes filles sont déflorées à l'époque de la puberté par des opérateurs spéciaux, mais qu'elles subissent aussi la circoncision.En quoi consiste cette opération chez les négresses? Quelques détails de l'anatomie des parties sexuelles féminines externes me semblent utiles à donner, pour éclairer la question.

Quand la femme a les cuisses peu écartées, l'entrée du vagin est encore fermée par deux plis de la peau, charnus et couverts de poils assez fins. Ces deux plis constituent *les grandes lèvres ;* si nous écartons doucement les grandes lèvres, nous trouvons à l'intérieur deux autres peaux plus petites et un peu humides, lisses, et qui ont l'aspect des ailes de papillon, elles constituent *les petites lèvres* ou *les nymphes ;* tout de suite après les nymphes nous trouvons l'hymen.

Les jeunes filles de race blanche, surtout les blondes, ont les nymphes très petites, colorées en rose-brun foncé, quelquefois faiblement bronzées, tandis que les négresses et les jeunes filles brunes les ont très développées, et d'une couleur brune chez les Européennes, noire chez les négresses. Le développement des nymphes prend des proportions tellement grandes chez ces dernières qu'elles peuvent atteindre 20 cm. de longueur, de sorte qu'elles pendent par devant comme un tablier (tablier des Hottentotes); elles empêchent l'accomplissement de l'acte sexuel et, par conséquent, sont coupées; on effectue donc la circoncision chez les femmes, opération qui porte le nom de *Zambura* en Abyssinie.

En Abyssinie, les filles, tout de suite après la naissance, supportent encore une mutilation (il en est de même chez les Arabes) : on leur enlève le clitoris; ensuite on coud les parties génitales. Quand la femme se marie, elle est de nouveau opérée pour ouvrir, les organes. Si le mari part en guerre, ou fait un long voyage, sa femme est de nouveau cousue. Ce procédé se retrouve aussi dans les mœurs des Français d'autrefois qui l'appelaient : *la ceinture de chasteté.*

## LA MENSTRUATION ET SON HYGIÈNE

*Synonymie : Menstrues, Flux menstruel, Règles,*
*Période, Commissaire rouge, etc.*

Les menstrues sont une perte de sang par les organes sexuels de la femme, qui commence à apparaître à peu près entre 12 et 14 ans.

Nous donnons plus bas, d'après Mantegazza, un tableau de l'âge auquel font leur apparition les règles menstruelles en différentes régions des continents, tableau fait par le docteur Hannover, du Danemark :

| Désignation des pays | Époque moyenne |
|---|---|
| Islande et Iles Féroë......... | 16 ans à 16 ans 1/2. |
| Norvège, Suède, Danemark et Allemagne .............. | 15 ans 1/2 à 17 ans. |
| Populations slaves........... | 15 ans à 16 ans 1/2. |
| Angleterre et Madère........ | 14 ans 1/2 à 15 ans 1/2. |
| Espagne et Italie............ | 14 ans 1/2 à 15 aus. |
| Groënland, Labrador, Laponie (Esquimaux)............. | 14 ans à 16 ans 1/2. |
| Corfou.................... | 14 ans. |
| Jamaïque et les Barbades (Nègres) ................ | 14 ans à 16 ans. |
| France................... | 13 ans 1/2 à 15 ans 1/2. |
| Indes Orientales (race indigène) | 12 ans 1/2 à 13 ans 1/2. |
| Roumanie (N. R.)......... | 12 ans à 14 ans. |

Chez les jeunes filles bien portantes, les menstrues une fois parues, se montrent régulièrement tous les 28 ou 30 jours, et la perte de sang est comprise entre 150 et 400 grammes ; rarement elle atteint 500 grammes. Elles durent de 3 à 5 jours. Nous n'insisterons que sur quelques particularités et sur l'hygiène de cet état fonctionnel de l'organisme de la femme.

D'abord, c'est la mère qui doit surveiller l'époque cataméniale de sa fille.

Quand la jeune fille a l'âge des premières règles, la mère doit regarder de temps en temps son linge, pour surprendre l'apparition du sang. Je dis cela, parce qu'il y a bien des jeunes filles tout à fait naïves, qui, lorsque la menstruation arrive à l'improviste, peuvent s'effrayer. D'autres, jusqu'à ce qu'elles soient habituées à ce nouvel état de choses, tiennent le fait caché à leurs parents, pensant que c'est une maladie qu'elles ont contractée et de laquelle elles voudraient se débarrasser sans que personne le sache. En cachette, elles lavent toutes seules leur linge qui est taché de sang.

Personnellement, j'ai eu l'occasion de voir des familles où les mères ne connaissaient pas l'époque menstruelle de leurs filles, et celles-ci inconsciemment se bandaient avec le premier chiffon qui tombait sous leur main : vieux jupons, chiffons jetés dans un coin, etc.

On comprend facilement que cet état de choses est nuisible. On ne peut, en effet, se servir comme bandage de n'importe quel chiffon sans s'exposer aux infections. C'est pour cela qu'il est bon que chaque jeune fille ait environ 4 à 5 morceaux de toile, qui serviront comme bandages. Chaque bandage sera gardé tout au plus un jour, quelquefois il est même nécessaire qu'on en change plusieurs fois par jour.

Ce changement de linge doit se faire le plus souvent possible, parce que le sang est un liquide qui se décompose assez rapidement; il est une cause d'infection, de malpropreté et d'odeur repoussante qui peut se sentir à distance.

Pendant les règles menstruelles, on ne prendra ni bain froid, ni bain chaud ; on s'abstiendra de promenades fatigantes, parce que tout cela peut produire des troubles dans les organes sexuels internes de la femme : soit l'arrêt des menstrues avec accumulation de sang dans les ovaires, soit la prolongation du flux menstruel avec hémorragie, etc.... Les exemples ne manquent pas. Je vous en citerai un : il y a quelques années, je fus appelé pour soigner une jeune fille, qui avait un trouble général de la santé accompagné d'une douleur très vive dans l'abdomen : des douleurs dans le flanc droit, fièvre, constipation, insomnie, manque d'appétit. Les médecins consultés avant moi croyaient à l'existence, les uns d'une fièvre gastrique, les autres d'une fièvre typhoïde, et la famille était sur le point de conduire la malade dans une maison de santé pour qu'on l'opère de l'appendicite.

En cherchant avec attention les conditions dans lesquelles la maladie avait fait son apparition, j'ai découvert que le troisième jour des menstrues, quand le sang n'avait pas encore fini son écoulement physiologique, la malade avait pris un bain froid général. Tout de suite après le bain, elle avait senti une grande douleur dans l'abdomen et des frissons dans tout le corps, et le flux menstruel s'était arrêté instantanément.

Ces détails m'ont vite fait deviner la cause de la maladie. La jeune fille n'avait ni typhus, ni appendicite, mais tout simplement une congestion des parties sexuelles internes. des annexes du côté droit de la matrice. Il a suffi d'un repos de quelques jours avec un traitement approprié pour que la guérison soit complète.

Si, pendant la menstruation, on défend les bains froids ou très chauds, au contraire il est bon que les organes sexuels externes de la femme soient lavés chaque jour à l'acide borique tiède, parce que le sang menstruel se coagule à ces endroits et peut servir de milieu de culture aux microbes virulents. Même en dehors des infections microbiennes, ces mesures hygiéniques doivent être prises à cause de l'odeur exhalée par le flux menstruel.

Chez les femmes des pays chauds, l'odeur est si lourde et si pénétrante qu'on reconnaît à, distance qu'elles ont leurs règles. Pour ce motif, pendant les jours des menstrues, elles sont considérées comme souillées et inutiles, et, pendant quelques jours, n'ayant pas la permission de toucher aux objets du ménage, elles restent cachées. Cette odeur pénétrante caractérise aussi quelques-unes des femmes de nos climats. Ainsi j'ai remarqué le phénomène chez les femmes brunes et les femmes aux cheveux rouges.

Chez les femmes d'un bon état constitutionnel, le flux menstruel n'apporte aucun trouble dans la santé, tandis que, chez les chlorotiques, lymphatiques, ou celles affligées d'un organisme plus ou moins taré, l'arrivée et la durée des règles ressemblent à une véritable maladie.

Ainsi il m'a été donné d'entendre assez souvent des femmes se plaindre de douleurs dans la région lombaire, pouvant s'irradier à l'abdomen (région de l'hypogastre) et le long des cuisses. Quelquefois les indispositions menstruelles sont si fortes que la femme peut avoir des évanouissements, et elle doit s'aliter pendant un ou deux jours.

Chez la plupart des femmes, dit Mantegazza (*loco citato*), « les mamelles durcissent et sont plus sensibles ; les organes génitaux sont souvent plus chauds que d'habitude ou atteints de prurit. Il n'est pas rare qu'il y ait de la prostration, de la langueur de tout le corps ; la tête est lourde et de petits frissons courent sur la peau comme dans une fièvre légère. Quelquefois aussi la gaieté disparaît et fait place à une irritabilité nerveuse très tourmentante. »

Dans cet ordre d'idées, personnellement, j'ai été consulté par des maris qui avaient observé qu'à l'approche des règles et pendant leur durée, leurs femmes devenaient très acariâtres.

« Ces incommodités, ajoute Mantegazza, disparaissent presque toujours à l'apparition des règles, et lorsqu'elles cessent elles laissent à la femme un besoin de volupté et un désir plus vif pour l'accouplement. »

Toutes ces particularités ont été aussi observées par nous, mais, dans presque tous les cas, il s'agissait d'organismes plus ou moins maladifs.

« Dès qu'une femme a ses règles, elle doit s'abstenir de tout rapport sexuel. En se plaçant exclusivement au point de vue de l'hygiène. nous devons dire que l'accouplement pendant cette période diminue beaucoup et même supprime le flux menstruel. Dans quelques cas, on a vu se produire des métrorrhagies, de la fièvre, du délire, de l'hystérisme et même de la catalepsie. Chez l'homme, quelquefois, le sang des menstrues produit une légère irritation de l'urètre (1). »

Ces observations de Mantegazza sont vraies dans la plus grande partie sauf la suppression de la menstruation : les approches sexuelles pendant l'époque cataméniale augmentent d'habitude le flux menstruel.

Toujours au point de vue hygiénique, il est bon de savoir que, pendant la menstruation, on doit éviter autant que possible de prendre beaucoup de médicaments ; l'ergotine (qui arrête les règles), le fer et l'iodure de potassium sont spécialement défendus. Les promenades à pieds prolongées, le nettoyage du linge et d'autres travaux difficiles doivent être ajournés pendant les menstrues.

## PHYSIOLOGIE DE LA MENSTRUATION

Quelle est la signification de la menstruation ? Excepté les cas rares de grossesses avant la puberté, les données de la physiologie nous apprennent que la descente de l'ovule de l'ovaire est précédée et accompagnée d'une congestion des organes générateurs internes : ovaires, trompes, matrice. Donc le sang mens-

---

(1) Mantegazza, *Hygiène de l'Amour*.

truel a sa raison d'être et comme preuve la menstruation existe chez tous les animaux vertébrés et mammifères. Ce n'est pas pourtant l'avis de tous les savants. Ainsi, M. Metchnikoff, dans son « Essai de Philosophie optimiste (1) », voit dans cette fonction physiologique encore une imperfection du corps humain : « Malgré l'imperfection évidente des organes génitaux dans l'espèce humaine (2), ils remplissent tout de même leur fonction procréatrice essentielle. Seulement, en analysant les phénomènes de plus près, on ne tarde pas à y découvrir des côtés manifestement dysharmoniques et mal adaptés.

. . . . . . . . . . . . . . . .

« Ce fait (c'est-à-dire la menstruation), par lui-même, présente quelque chose de paradoxal pour un phénomène purement physiologique. »

Plus loin, l'auteur croit démontrer que la menstruation est une acquisition récente de l'espèce humaine. « Chez les hommes primitifs, l'accouplement était précoce et la femme devenait enceinte avant l'apparition des menstrues. Celles-ci manquaient pendant la grossesse et l'allaitement était à peine terminé que survenait déjà une nouvelle grossesse. Les règles ne s'établissaient donc pas.

. . . . . . . . . . . . . . . .

(1) *Études sur la Nature humaine*, chapitre VI.
(2) Ces lignes se rapportent à l'existence du prépuce, de l'hymen, des organes génitaux rudimentaires, dont il a été question dans les chapitres que nous avons développés précédemment.

« Une fois sorti de l'état primitif, l'homme a dû restreindre sa fécondité et retarder le moment du mariage.

.  .  .  .  .  .  .  .  .  .  .  .  .  .  .  .  .  .  .

« C'est alors que les règles ont pu se développer sans entrave et acquérir leur degré actuel. » — Les précédentes déductions ne manqueraient pas d'avoir une portée biologique vraie si l'on n'était pas forcé de tenir compte aussi d'autres faits d'une certaine importance. Par exemple, il ne serait pas moins curieux de savoir si dans les temps primitifs, il n'y avait pas de femmes exemptes de grossesse, à cause de leur stérilité ou de celle de leur mari, comme cela se voit de nos jours. Et alors, peut-on savoir si ces femmes-là étaient, ou non, menstruées ?

Pourtant, pourrait-on penser encore, Metchnikoff doit avoir raison, et il doit y avoir là une acquisition dysharmonique toute spéciale à l'espèce humaine, parce que, tandis que chez tous les autres mammifères le sang menstruel apparaît à des époques plus ou moins éloignées, époques du rut, une ou deux fois par an, chez la femme la menstruation vient tous les mois.

Sans doute, cette raison serait plus ou moins justifiée, si cette particularité de l'espèce humaine n'était le fait d'être bipède.

La position verticale de l'organisme humain rend la fécondation dans notre espèce moins facile que chez les animaux, c'est pourquoi la nature prévoyante a voulu — par le fait de la gravitation — que la descente de l'ovule chez la femme arrive le plus souvent possible, tous les mois, et non, comme chez les autres mammifères, aux époques du rut.

Chez ces derniers, il suffit d'un seul accouplement pour que le vagin horizontal de la femelle retienne les germes du mâle, tandis que dans l'espèce humaine les choses ne se passent ainsi que dans de rares circonstances. C'est toujours à cause de la position verticale que le sang menstruel est plus abondant chez la femme que chez le singe et les autres mammifères. En effet, Metchnikoff dit encore : « Les pertes menstruelles ne constituent point une particularité exclusive à l'espèce humaine, comme la possession d'un hymen. La femelle en rut présente certainement quelque chose d'analogue. Seulement, dans ce cas, il s'agit d'un gonflement des organes génitaux des femelles, accompagné de sécrétions muqueuses, renfermant très peu de sang.

. . . . . . . . . . . . . . . . .

« Malgré une analogie incontestable avec les règles de la femme, les menstrues des singes se distinguent par la prédominance du gonflement des organes génitaux externes, le caractère muqueux de l'écoulement et sa pauvreté en éléments du sang. »

Rien de plus naturel que cette particularité chez les animaux et les singes : leur menstruation est moindre et leurs parties génitales externes gonflent, parce que le sang ne peut pas aller dehors et les organes congestionnés ne peuvent pas se dégorger si facilement que chez la femme à cause de leur position horizontale.

Et puis il nous a été donné de connaître des femmes qui, à l'époque cataméniale, ne voyaient venir leur sang que quelques heures après le moment de leur réveil, et dans une position verticale quand elles commençaient à marcher.

Par conséquent, nous sommes loin de voir, comme Metchnikoff, dans la menstruation de la femme une dysharmonie de l'organisme humain.

## LA MÉNOPAUSE

Il y a longtemps déjà que les observateurs s'occupent des causes qui amènent la cessation des règles. Parmi celles-ci, les plus importantes sont dues à l'influence des climats, des races, de la constitution de chaque femme, de la grossesse, ainsi que des grossesses antérieures, du genre de vie et de l'âge. On sait que la ménopause est plus avancée dans les pays chauds; en cela, la ménopause suit l'exemple de la puberté (l'apparition du flux menstruel), de sorte que, dans ces pays, si l'aurore de la femme est précoce, son déclin vient plus tôt. Assez souvent, les femmes des tropiques et les négresses ont leurs menstrues vers l'âge de 9 à 10 ans, puis elles se marient de bonne heure, et la cessation des règles chez elles a lieu à 35 ans.

Mayer, en recherchant les âges différents de cessations des menstrues, d'après les climats, dit que la moyenne est : pour la Norvège, 48 ans ; pour la Pologue, 47 ans ; la France, 45 à 46 ans ; pour les Indes, 32 à 35 ans ; pour Java, 30 ans.

La ménopause fait son apparition dans nos climats entre 40 et 50 ans d'habitude ; quelquefois accidentellement même à 30 ans, ou, dans le cas contraire, très tard, comme d'ailleurs on peut voir dans les Mémoires de l'Académie des Sciences de Paris, de l'année 1778, le cas d'une femme qui, à l'âge de 106 ans, était encore réglée ; d'autres fois, la menstruation, ayant cessé, revient après plusieurs mois ou même plusieurs années.

Il est vrai que, par la chaleur, les tissus du corps peuvent se congestionner, mais la constitution des parents et la race jouent aussi un grand rôle.

L'influence du froid ne peut pas être niée, les arrêts des menstrues dus au froid sont très fréquents, surtout chez les blanchisseuses, qui ont assez souvent des troubles pendant les règles, dus au froid auquel elles sont exposées par leur métier.

Dans les pays chauds, la précocité des règles fait qu'on peut voir des femmes vieilles (grand'mères) à 25 ans, et toujours en raison de leur race, les négresses nées dans les pays de l'Europe, gardent leur tempérament précoce tant à l'apparition qu'à la disparition du flux menstruel.

De même, pour les tempéraments robustes et sanguins, la puberté est plus précoce, et la ménopause plus tardive ; tandis que, pour les constitutions délicates et lymphatiques, c'est tout à fait le contraire.

L'élément nerveux joue aussi un grand rôle ; une

violente émotion, une frayeur, une joie intense, une douleur profonde sont autant de causes qui peuvent provoquer la ménopause même à 30 ans. Il suffit pour les femmes hystériques de tremper leurs pieds dans l'eau froide pour que les menstrues s'arrêtent.

« Plus une femme a d'enfants, plus la ménopause est tardive, » dit Raciborski.

On cite le cas, d'après de La Motte, d'une femme qui a eu, jusqu'à 45 ans, 32 enfants et resta réglée jusqu'à l'âge de 62 ans; plus extraordinaire encore est le cas, cité par Bernstein, d'une femme menstruée à 20 ans, qui eut 7 enfants, le dernier à 67 ans, restée menstruée jusqu'à 99 ans et qui mourut à 114 ans.

Les grossesses peuvent influer aussi sur l'époque de la ménopause. Les femmes dont le premier flux menstruel a été difficile, celles qui ont eu des douleurs à chaque époque menstruelle, celles qui ont eu des couches avant terme, des grossesses difficiles, celles qui n'ont pas allaité leurs enfants, celles qui ont eu des symptômes de métrite, des pertes blanches, des maux de ventre, de reins, etc., doivent se soigner beaucoup à l'époque de la ménopause, car presque toutes les maladies antérieures de l'arbre génital se reproduisent à l'âge critique de la ménopause.

Les femmes de la campagne sont, d'après certains auteurs, plus précoces sous le rapport de la puberté et de la ménopause. D'après d'autres, la ménopause chez elles est retardée, en raison de mauvaises conditions hygiéniques.

D'autres encore font de la ménopause tardive un cas spécial *aux mondaines*, invoquant l'excitation génitale plus fréquente, favorisée par les bals, les contacts, la débauche, etc...

Il est certain que l'excitation contribue à la congestion génitale, mais *les mondaines* sont, en général, hystériques et nous avons déjà attiré l'attention sur ce fait que l'hystérie est souvent une des conditions des ménopauses précoces.

Pour compléter ce chapitre il faut dire quelques mots sur les troubles de la ménopause. Il est d'observation courante que l'âge critique et la ménopause sont mal supportés par un grand nombre de femmes. Sans trop insister sur les irrégularités des menstrues qui annoncent l'approche de la ménopause, nous, praticiens, sommes très souvent consultés par des femmes d'un certain âge qui se plaignent de toutes sortes de troubles. En effet, les bouffées de chaleur à la figure, maux de tête, engraissement démesuré, palpitations, accès et troubles nerveux, troubles de la vue, de la circulation, etc., constituent des tableaux symptomatiques très bizarres pour le médecin peu expérimenté. On peut penser qu'il s'agit d'artériosclérose, d'arthritisme, de goutte ou de toute autre maladie, si on n'est pas averti que plusieurs des symptômes que la malade accuse peuvent être dus à l'insuffisance ovarienne ou aux troubles dans la fonction de l'ovaire, sur le point de clore son rôle générateur. Nous avons eu l'occasion de soigner plusieurs femmes présentant les susdits symptômes par des pastilles d'extrait de l'ovaire (pastilles d'ovarine), et nous n'avons pas eu à le regretter.

Après quelques semaines (6 à 8) de cure régulière. l'effet n'a pas tardé à se montrer.

## LA MANIÈRE DE VIVRE DE LA FEMME PENDANT LA GROSSESSE. SON HYGIÈNE

La femme ne doit pas se serrer, il faut donc supprimer complètement les corsets ou employer les corsets spéciaux pour la grossesse.

Qu'on ne fasse pas usage de jarretières pour éviter les varices, ou, si elles se produisent, qu'elles ne deviennent pas permanentes, puisque d'habitude elles durent le temps de la grossesse; de même les chaussures doivent être légères.

Les femmes qui ont eu plusieurs enfants doivent commencer à porter, à partir du 6e mois une *ceinture abdominale*.

La femme enceinte doit se vêtir chaudement pendant l'hiver, pour ne pas attraper froid et éviter les secousses provoquées par la toux.

La nourriture doit être suffisante, mais pas excessive; la femme doit chercher à éviter la constipation ; au besoin elle peut prendre des pilules pour la combattre (podophylin, cascarine, rhubarbe), de la magnésie. de l'huile de ricin, de l'eau minérale purgative (cette dernière à petite dose, le matin); en cas de diarrhée elle doit prendre du salicylate de bismuth.

Elle doit faire de l'exercice régulièrement, modérément (promenade à pieds chaque jour); elle ne doit ni danser, ni monter à cheval, ni faire de la bicyclette, ni de l'automobile, ni faire de voyages, surtout au commencement et dans les derniers jours de la grossesse. A l'époque des menstrues, repos complet.

La femme enceinte ne doit pas travailler à la machine à coudre, ou à toute autre machine; les femmes qui travaillent le plomb ou le sulfure de carbone doivent cesser le travail.

Si la femme n'a pas eu, auparavant, de fausses couches, elle peut prendre des bains tièdes de 33 à 35 degrés, à la condition qu'ils ne soient pas de longue durée (20 minutes au maximum).

Pour les bains de mer, on doit consulter le médecin; qu'elle se nettoie les seins avec de l'alcool, pour faire ressortir les bouts et les préserver des fentes.

La propreté locale doit se faire avec de l'eau bouillie, qu'on doit laisser couler doucement; il ne faut pas installer l'irrigateur trop haut, afin que l'eau ne coule pas avec une grande vitesse.

**Conseils qu'il faut demander au médecin.** — Il faut envoyer au médecin les urines, chaque mois, pour qu'en cas d'albuminurie, on puisse établir le traitement préventif de l'éclampsie.

Le médecin doit être appelé tout de suite quand le fœtus cesse de remuer ou s'il arrive d'autres accidents.

Il doit aussi être appelé un mois avant l'accouchement, pour qu'il puisse voir si la position de l'enfant
dans la matrice est mauvaise, irrégulière, et amener
le renversement dans une position favorable par des
massages externes.

# CHAPITRE VIII

## LA CONTINENCE SEXUELLE
## ET SES EFFETS

Beaucoup de jeunes gens, craignant leurs parents ou leurs éducateurs, et d'autres ayant peur de contracter des maladies syphylitiques, s'abstiennent du rapport sexuel jusqu'au mariage. La morale de certains peuples, spécialement celle des Allemands, prêche l'abstinence sexuelle, considérant comme une vertu de grand prix de rester vierge et immaculé, exempt de tout sens génésique, avant le mariage.

Ce serait très bien que tous les jeunes gens soient ainsi, si l'abstinence jusqu'à l'âge du mariage (25 ans par exemple), ne devait pas être dommageable, et pour l'individu et pour la société.

L'abstinence a toujours des suites très fâcheuses.

Chaque fois que la nature est contrariée dans son chemin, elle se révolte (pollutions, onanisme), ou se pervertit. Nous avons parlé de cette dernière question dans le chapitre sur l'*homosexualité*.

L'abstinence, il faut l'avouer franchement, chez

l'adolescent plein d'énergie, et surtout chez l'homme adulte dans la plénitude de ses forces physiques, est mauvaise. Le jeune homme ne doit s'abstenir que pendant le temps nécessaire au développement de ses organes génitaux et jusqu'au moment où il atteint la virilité, c'est-à-dire jusqu'à 16 ans pour les uns, jusqu'à 18 pour d'autres. Avant cette époque, il faut le reconnaître, il est un peu trop tôt pour pratiquer l'amour. A partir de cette époque, tout éducateur doit réfléchir sérieusement sur l'éducation sexuelle des jeunes gens. Je ne parle pas des jeunes filles, car elles doivent rester vierges, loin des plaisirs sexuels jusqu'au mariage et même en dehors de la vie maritale.

Pourquoi cette différence, peut-on objecter?

Parce que l'abstinence est une vertu difficilement pratiquable par les hommes, plus facile pour les femmes. L'organisme féminin, chaque mois, par le sang menstruel, se trouve subir une décharge génésique.

Tout son appareil sexuel interne se trouve, à des époques déterminées, sujet à certaines congestions, qui finissent par des pertes de sang et l'élimination d'un grain de semence féminine, *l'ovule*. De même, les glandes du vagin et de la vulve, ainsi que celles de la matrice enflent et puis se déchargent aux époques menstruelles.

Chez l'homme, c'est tout à fait différent. En parlant des pollutions, nous avons dit que la sécrétion du sperme — la semence — se rassemble dans deux réservoirs qui se trouvent en arrière de la vessie, *les vésicules séminales*.

Ces vésicules ne peuvent se décharger que pendant les pollutions, les excitations ou les rapprochements sexuels.

— Mais, peut objecter un protagoniste de l'abstinence, les pollutions sont des décharges jusqu'à un certain point bienfaisantes ; donc elles joueront chez l'homme le même rôle que les règles menstruelles chez la femme ; l'abstinence, par conséquent, en ce cas, ne produirait aucun mal ! Ce qui signifie que les pollutions pourraient être encouragées, comme quelque chose de naturel. Fournier dit que, jusqu'à la virilité complète, « les adolescents ne doivent connaître le plaisir sexuel qu'avec les anges de la nuit ».

Nous répondrons : la nature ne nous laisse aucunement entendre que l'homme doit éliminer la semence formée par les pollutions. Puis, il y a une grande différence entre les pollutions et les règles menstruelles. La menstruation se passe chez la femme sans aucune excitation génésique amoureuse, tandis que chez l'homme la pollution prend naissance toujours à la suite d'un rapport sexuel *imaginaire*, dans le rêve. Ceci est un fait artificiel, et pour l'accomplissement des actes physiologiques de l'homme, la science nous apprend qu'il n'est pas favorable que le corps appelle à son aide l'imagination, sans que la partie matéielle entre en jeu. Ainsi, cela signifierait que nous pouvons fausser les sensations et jouir de sensations dénaturées ; cela serait anormal.

Admettons pourtant — en partant de ce principe que dans ce qui se produit pendant la vie de l'homme, rien n'est contre nature, tout est naturel — que les pollutions sont utiles quelquefois. Si elles sont rares, tous les 15 jours par exemple, ce n'est pas dangereux, mais une pollution en amène une autre et l'habitude est ainsi créée. Je m'explique. La fausse sensation d'un rapport sexuel imaginaire a le don de produire de nombreuses sensations de la même nature, qui, dans le cas où l'homme manque de rapports sexuels trop longtemps, et surtout, s'il est faible de constitution, suffisent, lorsque cela se passe chaque nuit, assez souvent et plusieurs fois par nuit, pour affaiblir l'organisme et surtout les bouts des canaux éjaculateurs, qui perdent de leur tonicité. De là vient le mal : car l'homme ayant ensuite des rapports sexuels naturels, éjacule trop vite et l'érection de son organe sexuel est incomplète. Il y a une grande différence entre les pollutions et les rapports sexuels naturels. En effet, on connaît des personnes ayant chaque soir des rapports sexuels naturels et qui pourtant sont moins épuisées que celles qui ont des pollutions. Le phénomène s'explique par le fait, qu'à l'état de veille la tonicité des tissus est plus grande que pendant le sommeil, et la quantité de sperme éliminé est moindre. La chose a pu être vérifiée par tous ceux qui ont eu des pollutions. Dans ce dernier cas, le liquide testiculaire est beaucoup plus abondant. Ceci est le résultat du manque de contraction à temps des sphincters des canaux éjaculateurs. Pour les personnes délicates, quand les pollutions sont rares, nous pouvons admettre que l'abstinent est en quelque sorte déchargé du trop plein des vésicules séminales. Mais chez les hommes vigoureux, rarement l'abstinence produit des pollutions et chez eux le manque de rapports sexuels peut produire des troubles graves. J'en ai eu un exemple, il y a quelques années. Un client m'appelle un jour pour le soigner d'une maladie assez curieuse. Il souffrait de douleurs atroces de la vessie, douleurs qui augmentaient surtout quand il marchait et quand il allait à la selle.

J'examine le malade et à l'endroit de la vessie je constate en appuyant qu'il ressentait des douleurs.

J'ai cru au premier abord qu'il avait une maladie de vessie, sans pouvoir néanmoins le soutenir d'une manière affirmative. J'ai de nouveau procédé à une consultation avec un de mes confrères. Nous avons examiné la vessie avec un appareil spécial, nous avons analysé l'urine, et nous avons fait suivre le traitement de la cystite (inflammation de la vessie); le malade, malgré tous nos soins, se plaignait de plus en plus.

Le troisième jour, dans l'après-midi, en passant le voir, je causai un peu avec lui et tout à coup l'idée me vint de lui demander :

— Ecoutez, monsieur..., lui dis-je tout bas à l'oreille.

— Oui docteur, il y a longtemps que je n'ai pas eu de tels rapports, me répondit-il affirmativement et en me regardant d'un air particulier.

— Il ne faut plus faire cela, et j'insistai à mon

tour : C'est ici le mal. Il faut continuer à mener la même vie qu'auparavant.

Le jour suivant, l'ayant visité de nouveau, je le trouvai très gai.

— Ça va tout à fait bien, me dit-il, après que nous eûmes échangé une bonne poignée de main. Je n'ai plus rien ; j'étais en train de prendre mon café et j'allais sortir.

— Alors nos efforts vous ont rendu service ; l'ordonnance d'hier soir.....?

— Vos recommandations, sans ordonnance, m'interrompt-il ! et mes efforts m'ont sauvé.

## L'ARTÉRIOSCLÉROSE CONSÉQUENCE DE LA CONTINENCE SEXUELLE

Par ce qui précède, on comprend que l'abstinence remplit d'abord les vésicules séminales et puis produit leur inflammation, si on ne prend pas des mesures à temps ; l'inflammation des réservoirs du sperme peut donner des maladies graves.

Il y a encore d'autres suites de l'abstinence, *les pollutions* et *l'impuissance*.

En ce qui concerne cette dernière maladie, rien n'est plus concluant que les lignes suivantes :

« A l'âge de 14 ans, ayant été blessé aux parties génitales et ayant guéri, j'avais juré de ne plus avoir de rapport avec les femmes. A présent que je suis marié, je ne peux pas avoir de rapports conjugaux avec ma femme. Juste au moment psychologique, je suis pris par des tremblements et j'éjacule instantanément. Par suite je me trouve dans un état de désespoir terrible; je n'ai plus la tête à moi ».

Comment est-il possible que quelqu'un, qui, par l'abstinence ,semble devoir conserver sa force sexuelle, devienne impotent? Voilà une question que doivent se poser beaucoup de personnes. Pourtant rien n'est plus vrai.

Tous les organes de l'homme, pour être toujours, ou le plus longtemps possible en bon état, doivent fonctionner régulièrement et chacun à son temps.

Si nous empêchons une main ou un pied de remuer pendant quelques jours, nous verrons les forces musculaires diminuer.

Ce phénomène se produit dans tous les autres appareils qui ne fonctionnent pas : l'estomac, le cerveau, etc., ce qui signifie que dans notre organisme *la fonction fait l'organe*. Ce que nous avons dit pour la main et le pied est vrai aussi pour l'appareil sexuel : le défaut de fonctionnement aux époques déterminées — sans que la mesure nécessaire soit dépassée — apporte la perte ou la diminution de la puissance viriles.

Et s'il n'y avait que cette seule conséquence de l'abstinence, l'homme pourrait malgré cela se trouver assez heureux ; mais les abstinents peuvent éprouver de plus grands dommages. En effet, P. Remlinger, directeur de l'Institut Pasteur ottoman, a attiré l'attention, pour la première fois je crois sur la relation de l'artériosclérose et de la continence. Voilà ce que dit l'auteur textuellement :

« Lancereaux a insisté sur ce que, contrairement à des préjugés très répandus, l'artériosclérose n'est pas une maladie de la vieillesse, mais de l'âge moyen.

. . . . . . . . . . . . . . . . . . . .

Elle ne provient de l'abus ni de l'alcool, ni du tabac, ni de l'alimentation azotée et ne se rapporte que rarement à la syphilis ou à une autre maladie infectieuse. Elle s'observe chez les goutteux, les saturnins et chez les sujets ayant des antécédents héréditaires arthritiques. Les observations qui suivent sont tout à fait confirmatives des idées de Lancereaux. Elles n'en diffèrent que sur un point : nos malades, qui n'étaient ni alcooliques, ni fumeurs, ne paraissaient, d'autre part, ni goutteux ni saturnins, ni issus de souche arthritique.

Il existait entre eux un point commun assez singulier : abstinents sexuels pour différentes raisons, ils supportaient très mal cette continence..., en sorte que nous avons cru pouvoir nous demander s'il ne fallait pas chercher de ce côté la cause de la maladie qui les a, les uns et les autres, frappés à mort dans la force même de l'âge.

Dans un cas, il s'agissait d'un prêtre abstinent

(1) *Presse médicale*. 19 décembre 1908.

depuis plusieurs années, mais qui avait toutes les deux ou trois semaines des pollutions nocturnes suivies d'une excitation génitale d'une très grande violence. Il se trouvait alors, dit Remlinger, dans un état d'érection permanent et très pénible. Cet état s'accompagnait de palpitations et d'un manque total de l'appétit « allant même jusqu'au dégoût des aliments et des boissons ».

Tous les moyens médicamenteux employés pour calmer ces troubles des fonctions génitales ne faisaient qu'exagérer ses « mauvaises pensées ». Ni les prières, ni les courses à pied excessivement prolongées ne parvenaient à le calmer.

« A trente-cinq ans, l'abbé X... était de ces personnes dont on dit qu'elles portent plus que leur âge. »

. . . . . . . . . . . . . . . . . .

« Les temporales étaient flexueuses, le pouls dur, très tendu, et on sentait la radiale rouler sous le doigt. Le cœur était hypertrophié et il y avait un dédoublement du 2e bruit à la base.

« Le régime lacto-végétarien et l'iodure n'amenèrent aucune amélioration. A l'âge de trente-huit ans, l'abbé X... fut pris, un matin, au réveil, d'une hémiplégie gauche ayant tous les caractères d'une hémiplégie par hémorragie cérébrale. Hémiplégie droite quelques mois plus tard, rapidement suivie de décès. Son père et sa mère vivaient encore et étaient l'un et l'autre en excellent état de santé. Lui-même ne se connaissait aucun antécédent pathologique personnel. »

Les deux autres observations, portant sur un magistrat et sur un employé de banque, sont, au point de vue de l'artériosclérose, à peu près identiques à la première. Le magistrat succomba à quarante-six ans à la suite d'une crise d'angine de poitrine; l'employé périt à l'âge de trente-huit ans d'une hémiplégie, suite probable d'hémorragie cérébrale. Les parents de ces deux derniers abstinents étaient encore en vie après la mort de leurs fils.

A ces trois observations j'en ajouterai une quatrième faite par moi. Il s'agit, comme dans le premier cas de Remlinger, d'un prêtre catholique qui est venu me consulter il y a deux ans pour des maux de tête rebelles et de l'insomnie. Il était âgé de 41 ans; en l'examinant, j'ai trouvé les signes d'une artériosclérose très accentuée. Comme antécédents héréditaires, rien de particulier; comme antécédents personnels, il n'accusait rien d'autre chose qu'une continence sexuelle qui durait depuis des années. J'ai perdu de vue cet homme, mais il ne lui reste sans doute pas longtemps à vivre.

Ces observations, quoique peu nombreuses doivent, attirer l'attention des praticiens et de tous ceux qui veulent comprendre que *la loi suprême d'une bonne santé réside dans un régulier fonctionnement de tous les organes du corps.*

# CHAPITRE IX

## L'IMPUISSANCE
## ET SON TRAITEMENT

Dans les livres de médecine, soit dans ceux qui s'occupent des maladies internes, soit dans les livres spéciaux qui traitent des organes génito-urinaires, on ne trouve presque rien sur ce chapitre. C'est une grande erreur, parce que ceux qui souffrent de l'impuissance sont très nombreux.

Il en résulte que beaucoup de praticiens laissent de côté cette question et croient, chaque fois qu'ils sont consultés par des impuissants, qu'il n'y a pas de remède. C'est une grave erreur : d'après ma propre expérience, je puis affirmer que l'impuissance peut être traitée et guérie.

Pour mieux étudier la question il faut connaître ses causes.

Mantegazza, dans son livre *Hygiène de l'Amour*, traite la question qui nous occupe, d'une manière presque philosophique :

« La nature a réparti très diversement et avec beaucoup d'injustice la volupté entre les hommes....

« Je sais des hommes qui rugissent comme des fauves, ivres de volupté, et des femmes qui présentent un véritable tétanos postérieur avec rire cynique, hoquets, convulsions hystériques, renversement du globe de l'œil en arrière jusqu'à cacher la cornée, d'autres perdent conscience et grincent des dents. Au contraire, certains hommes et certaines femmes regardent les plaisirs de l'amour comme bien inférieurs à celui de manger, ou de boire et de fumer ; ils accomplissent la copulation avec une souveraine indifférence.

« D'autres fois, l'absence de plaisir provient de causes purement physiques : ainsi, elle peut résulter de la disproportion du contenant et du contenu.

« La maladie réelle commence quand le désir n'est pas proportionné aux forces aptes à la satisfaire et quand, entre dix-huit et soixante ans, un homme est incapable d'accomplir le devoir du *vir*. Ici aussi pourtant il est difficile de tracer la ligne qui sépare la physiologie de la pathologie. L'homme parfaitement sain a droit à quarante ans de virilité ; mais celle-ci décrit une sorte de parabole, formée d'une ligne ascendante d'abord, descendante ensuite ; la vigueur génitale ne se perd pas en un jour, mais peu à peu et très lentement. Il est donc tout naturel que ce qui est physiologique pour un homme de soixante ans soit une grave affection pour un jeune homme de vingt ans ou pour un homme de quarante ans. »

Ici, j'ai deux remarques à faire :

La première, au sujet des rapprochements amoureux chez les personnes âgées, est que les personnes âgées ne doivent jamais faire l'amour ayant l'estomac chargé, c'est-à-dire tout de suite après les repas, parce que, dans ces conditions, il peut se produire des ruptures d'anévrisme, des congestions cérébrales, ou des syncopes mortelles.

La deuxième concerne un fait qui arrive même aux hommes les plus puissants : on en a vu qui avec leur femme sont d'une force génitale extrême, mais si par hasard ils veulent faire une escapade en dehors de leur foyer, les choses changent complètement ; l'acte sexuel, auparavant, très puissant, effectué dans ces conditions, est faible, l'érection étant incomplète, ou bien l'éjaculation se faisant trop vite. Ces faits découragent beaucoup ; l'homme croit qu'il est impuissant et il est désespéré. Qu'il se tranquillise celui qui a subi une honte pareille. La faute est due en grande partie soit à un désir trop grand, soit à ce que la femme a résisté trop longtemps, et, en se prolongeant de cette façon, l'excitation génésique apporte un rapide déchargement nerveux et séminal. Au deuxième ou au troisième rendez-vous les choses se passent d'une tout autre manière en reprenant leur marche naturelle.

Il ne faudrait peut-être pas que je donne ces explications aux personnes qui trompent leur femme, mais la science est toujours la même et notre devoir est de dire la vérité dans toute sa banalité, à quiconque nous la demande.

Il y a d'autres circonstances, quand le mari, soit qu'il se trouve auprès de sa femme, soit qu'il cherche l'amour ailleurs, voit avec regret que sa puissance virile a beaucoup baissé.

Si l'âge, dans ce cas, demande que l'homme soit encore puissant, s'il n'est pas question d'une maladie de la moelle épinière, on doit chercher les remèdes pour revenir à un état meilleur. Mais les différents médicaments préparés à la cantharide, les pilules à la strychnine, ainsi que les autres médicaments excitant l'appareil sexuel, bien qu'ils aient un effet de courte durée, même problématique quelquefois, dans la majorité des cas, sont nuisibles à la santé.

En dehors de cela nous avons déjà vu que les masturbateurs peuvent être atteints par *deux sortes d'impuissance :*

I. *Une première sorte, dans laquelle la durée d'érection est très courte et l'éjaculation du sperme se produit vivement.*

II. *L'impuissance avec érection diminuée à cause de la petite quantité de sperme, cause pour laquelle l'éjaculation est difficile, retardée, ou manque complètement. Il faut ajouter encore une troisième espèce d'impuissance.*

III. L'impuissance due à la timidité, ou la pseudo-impuissance.

Les plus fréquentes des trois catégories sont : la pre-

mière et la troisième, la deuxième étant assez rare.
L'impuissance due à la timidité et celle caractérisée par
l'éjaculation trop rapide se ressemblent et ne se différencient que par les causes qui les provoquent. La
cause de l'une est la faiblesse du système nerveux,
de la moelle épinière, celle de l'autre étant attribuée
à un état particulier du cerveau ayant comme base la
timidité. Une des nombreuses lettres que j'ai reçues
à ce sujet, va nous édifier.

« Chaque fois que j'ai rendez-vous avec une femme
de bonne condition sociale, je ne peux pas la servir. Je
ne sais pas à quoi attribuer cet affaiblissement de mon
organe sexuel ; tandis qu'avec d'autres du même
niveau social que moi je suis fort et me conduis cou-
rageusement. Ne pourriez-vous me recommander, etc. »

Voilà par conséquent un homme qui est doté de
qualités physiques suffisantes, mais, dans certaines circonstances, la timidité le rend impuissant. Cette pseudo-impuissance, qui fait que l'éjaculation est trop
rapide ou même qu'elle n'a pas lieu du tout, est caractéristique de l'état physiologique de la plupart de ceux
qui s'adonnent à l'onanisme.

Ils ne manquent de force qu'en apparence, à cause
de la timidité, et tout de suite quand ils se trouvent
dans d'autres conditions, soit étant tout seuls, soit après
un verre de vin, ils ont des érections puissantes. Cette
sorte d'impuissance, due à une diminution de la volonté, peut toujours se guérir sans aucune intervention
thérapeutique, en faisant agir la femme et la vie régu-

lière. Bien loin de conseiller à ces jeunes gens de ne pas se marier, nous croyons au contraire que le rapport journalier avec la femme peut changer le tempérament de l'individu vicieux et le ramener dans la bonne voie.

Les premières rencontres amoureuses pour celui qui pratique l'onanisme sont, il est vrai, sans effet dans beaucoup de cas. Il ne doit pourtant pas perdre confiance, car, d'après ce que nous dit Benedict, grand spécialiste des maladies nerveuses, « si le jeune homme se trouve quelquefois dans la compagnie d'une femme intelligente et ayant de l'expérience, celle-ci peut lui faire goûter, petit à petit, la sensation naturelle de la fonction génitale. »

« Pour guérir l'onanisme, dit encore le célèbre neurologue, il n'y a pas de moyen meilleur que l'exercice répété du rapport sexuel » (1).

II. *L'impuissance par éjaculation trop rapide avec érections de courte durée ou incomplètes.* — Celui qui a répété trop souvent l'acte sexuel, soit d'une manière naturelle, soit en pratiquant la masturbation, voit ses forces baisser par suite de l'épuisement du système nerveux de la moelle épinière. Cet épuisement génésique se traduit par des érections incomplètes et par des éjaculations trop rapides.

« A peine suis-je depuis quelques instants dans l'accomplissement de l'acte amoureux, avouent la plupart, que mon sperme est presque de suite éjaculé. » Cet

(1) MANTEGAZZA, *Hygiène de l'Amour.*

STÉRIAN. — Éducation sexuelle 11

état de chose désespère l'homme, et, si la science ne lui
vient pas en aide, il tombe dans la tristesse, il fuit de
plus en plus les scènes amoureuses, de sorte que, en
s'abstenant toujours, il peut devenir complètement
impuissant.

On sait que l'épuisement de leur force a un remède.
J'ai recueilli de nombreuses observations (345 cas) dans
ma pratique et je peux affirmer que la guérison à été
complète.

Maintenant, voici les remèdes que j'ai employés pour
arriver à ces résultats :

1. *Des électrisations faradiques et galvaniques ;*
2. *Des injections de cacodylate de soude et de
phosphore.*

1. — **Electrisations**. — On pourrait croire au premier abord que l'électricité devrait être appliquée sur
l'organe génital même. Ce serait une faute. Les courants électriques ne peuvent avoir ainsi aucune action
sur l'homme, parce que le mal réside dans la moelle
épinière, où se trouve le centre nerveux qui com-
mande les fonctions génésiques.

Comme ce centre, appelé génito-spinal, se trouve
dans la moelle de la région lombaire, on électrise toute
la peau parcourue par les nerfs qui sortent de cette
partie de la colonne vertébrale, ainsi que celle où se
trouvent les nerfs voisins, en dehors de *l'organe mâle,
des testicules* et de *la région limitrophe de l'anus.*
Comme preuve que, dans la moelle de la région lombaire, se trouve l'endroit qui doit être électrisé pour

faire revenir les fonctions génitales, nous avons plusieurs expériences. Ainsi Goltz et Freusberg (1) ont observé que chez une chienne à laquelle on avait coupé la moelle dans la région de la première vertèbre lombaire, à l'époque du rut, la fécondation, la grossesse, l'accouchement, la lactation se sont passés comme si l'animal était complètement sain.

« D'après Goltz, le centre de l'érection se trouve aussi situé dans la moelle lombaire ; après section de la moelle chez des chiens, on détermine l'érection avec des mouvements rythmiques du bassin par le chatouillement du pénis, la pression sur la vessie, etc.. et cette érection disparaît par la destruction de la moelle lombaire ; elle est arrêtée par l'excitation électrique de la peau du testicule et de l'anus (2). »

L'expérience de Goltz se rapporte probablement à l'électricité faradique, parce que, d'après mes observations, je peux dire que les courants galvaniques sur les testicules et le scrotum, ainsi que sur l'épine dorsale, m'ont donné, dans la plupart des cas, de très bons résultats.

Ces dernières connaissances physiologiques m'ont décidé à faradiser par conséquent : *les reins, les cuisses* et *l'abdomen* et pas du tout le pénis et la peau des testicules. C'est donc une grave erreur que commettent les praticiens qui, électrisent — avec les courants faradiques — l'organe génital de l'homme

(1) H. BEAUNIS, *Physiologie*, tome II, page 703.
(2) *Ibid.*, p. 704.

et la peau qui couvre les testicules (scrotum).

D'après ce qui précède, comme on peut le voir par les expériences de Goltz, ce procédé est mauvais et peut donner des résultats opposés à ceux attendus, c'est-à-dire diminuer la force sexuelle que possède encore le malade.

**II. — Injections de cacodylate de soude et de phosphore.** — *a*) En même temps que les électrisations, je fais avec des injections sous-cutanées, tous les deux jours, du phosphore : phosphore pur 0,05 c. gr. ; eucalyptol 5 gr. ; huile d'olives stérilisée 25 cc., une injection de un demi à un cc. par jour, ou tous les deux jours.

*b*) J'associe toujours aux injections de phosphore des injections de cacodylate de soude, qui aident beaucoup à la guérison de l'impotence. Je peux dire que la base du traitement est l'électricité galvanique ou faradique d'après les cas, combinée avec l'emploi du cacodylate de soude et du phosphore.

Les bains froids, les draps mouillés dans de l'eau froide aident quelquefois le traitement ; ils seront toujours suivis d'une douche chaude sur les parties sexuelles.

**Autres causes d'impuissance.** — En dehors de l'onanisme, des abus vénériens, des abus des exercices musculaires (les athlètes sont dans la plupart des cas des impuissants ou des gens de peu de valeur au point de vue génital), du surmenage cérébral, de la timidité, des vices de conformation de l'organe viril, j'ai observé que l'impuissance chez l'homme, se rencontre, dans beaucoup de cas, sur un terrain profondément taré.

Rarement il m'est arrivé de ne pas constater, en même temps que l'impuissance, des paquets ganglionnaires en dessous des bras et dans l'aine, des inflammations des paupières, comme état présent ou dans les antécédents personnels : l'acné vulgaire, le varicocèle des testicules ; des varices ; des polypes dans le nez ; des végétations dans le pharynx, ce qui constitue des signes importants du tableau symptomatique du lymphatisme.

Chez d'autres impuissants j'ai trouvé des écoulements d'oreilles pendant le jeune âge ; des cicatrices adhérentes et profondes ; de l'adénopathie cervicale et d'autres symptômes qui tiennent des scrofules.

**Tumeurs des organes génitaux et des régions voisines.** — L'hydrocèle, le varicocèle, ainsi que les autres tumeurs des organes génitaux, ou du voisinage, les hernies, les adénopathies inguinales, etc., sont causes ou accompagnent l'impuissance. J'ai eu souvent l'occasion de m'en convaincre. La preuve de mes affirmations est le fait que tout de suite après l'opération avec extirpation (varicocèle, hydrocèle) ou réduction de la tumeur (hernie), les forces viriles sont revenues, et seulement après 20 séances de traitement spécial. Deux fois, j'ai pu constater que l'affaiblissement des forces sexuelles était dû aux bandages herniaires, qui comprimaient en même temps que l'orifice de la hernie, le cordon spermatique. Sur ces malades le traitement électrique ou les injections sous-cutanées, qui s'adressent à la constitution en général et à l'appareil d'innervation génito-spinal, assez souvent n'ont aucun effet, tant que la cause locale ne disparaît pas. En ce cas il faut d'abord l'intervention chirurgicale (opération du varicocèle, de la hernie, etc.), et ensuite l'application du traitement qui réveille les forces viriles.

L'érection est le résultat de l'augmentation du tissu, en forme d'éponge serrée, de l'organe génital de l'homme. Le sang est le facteur qui arrivant en grande quantité (le pénis en état d'érection physiologique doit recevoir une quantité de sang égale à 70 pour 100 de son poids) produit *la puissance* et *l'accroissement.* Par conséquent, à côté de ce que nous venons de dire, il faudra savoir que tout moyen qui pourrait provoquer la congestion des organes génitaux aide implicitement l'érection. Le plus simple des moyens est l'eau chaude : les bains généraux d'eau chaude ou des bains partiels, de siège, et mieux encore des douches tièdes dirigées seulement sur les organes sexuels sont très efficaces.

Un autre moyen, purement mécanique et d'invention allemande est l'application d'une ventouse spéciale, qui englobant le pénis provoque l'accumulation du sang dans ses tissus et provoque une puissante érection.

Quand on fait appel aux remèdes cités, il est rare qu'on n'obtienne pas un résultat satisfaisant. Le tout dépend de l'habileté et de la prudence du médecin, parce que, d'après ce que nous avons vu au traitement de l'impuissance chez les onanistes, une erreur dans l'application du traitement peut faire disparaître même les dernières traces de la virilité.

# CHAPITRE X

## LA PROPHYLAXIE DES MALADIES VÉNÉRIENNES

### COMMENT PEUT-ON SE PRÉSERVER DES MALADIES VÉNÉRIENNES

Voilà un chapitre assez difficile à traiter. Tout médecin sait qu'il est plus facile de soigner une maladie vénérienne que de donner un bon conseil afin de l'éviter.

En ce qui me concerne, d'après ce que j'ai entendu et vu, je tâcherai de montrer la voie la plus pratique, pour que l'adolescent et l'homme déjà formé sachent se mettre en garde contre les maladies sexuelles. Pour cela, il faut beaucoup de volonté. L'expérience n'est même pas toujours un facteur suffisant, pour mettre à l'abri des maladies vénériennes, car : « *la passion est souvent plus forte que la raison* », assez souvent le jeune homme satisfait ce besoin physiologique à la hâte et au hasard.

La partie la plus difficile regarde la prophylaxie

des maladies sexuelles chez l'adolescent, et elle est à la charge des parents.

Quand l'enfant est devenu jeune homme, de 16 à 17 ans, il est temps de guider ses pas. Pour montrer combien est grand le problème des questions sexuelles chez les jeunes gens, je demande la permission de mettre sous les yeux du lecteur deux lettres que j'ai reçues.

La première lettre est écrite par le père d'un jeune homme de 18 ans.

« Je fais appel à vous, Monsieur le Docteur, comme homme de science, connaissant bien les misères de la vie de tous les jours.

« Je n'ai qu'un fils, qui vient d'avoir 18 ans. Sur sa conduite dans le monde et sur sa manière de travailler à l'école je n'ai rien à dire, mais. ce que je trouve coupable, c'est qu'il a des rapports avec notre femme de chambre. Jusqu'à présent j'ai fait semblant d'ignorer, mais depuis quelque temps cela commence à m'inquiéter.

« Je ne sais ce que je dois faire! Si je chasse la domestique, j'ai peur que mon fils aille chez d'autres femmes et attrape quelques maladies vénériennes ; si je la garde, je crains qu'elle ne devienne enceinte, et alors nous sommes perdus ; car je dois vous dire que j'ai encore deux jeunes filles.

« Dites-moi, docteur, ce que vous croyez qu'il est nécessaire de faire et je suivrai textuellement vos conseils. »

Une dizaine de jours après cette lettre, je reçois d'un autre père de famille, les lignes suivantes :

« Monsieur,

« Je suis père de trois enfants, une fille et deux garçons.

« Mon fils aîné, qui a 17 ans, nous a tous rendus malheureux. Voilà de quelle manière :

« Nous avions une jeune bonne à tout faire. Mon fils a commencé à avoir des relations avec elle l'hiver dernier. Lorsque j'ai eu connaissance de leurs relations, je me suis tellement fâché, que je n'ai pas pu m'empêcher de mettre la domestique à la porte, fait qui m'a rendu le plus malheureux des pères et voilà comment. Mon indomptable fils, n'ayant plus rien qui le retint à la maison, est allé dans une maison de tolérance d'où il est sorti malade des pieds à la tête.

« Ignorant tout, car il avait eu peur d'avouer son malheur tant à moi qu'à sa mère, il a passé sa maladie à ma femme, à sa sœur et à son frère cadet, de sorte qu'ils ont tous, à présent, la syphilis ; je ne peux pas encore m'expliquer par quel miracle j'y ai échappé.

« Je suis malheureux. Maudite soit l'heure où j'ai mis la domestique à la porte. J'aurais mieux fait de la garder.

« S'il vous est possible, Docteur, faites connaître à tout le monde ce qui m'est arrivé ; que les parents apprennent à se conduire envers leurs enfants ; le père doit être leur confident.

« Et maintenant, après vous avoir raconté toute ma douleur, je vous prie de m'indiquer le meilleur traitement pour guérir les miens, etc. »

En lisant attentivement cette dernière lettre, j'ai fermé les yeux et par un mirage lointain je me suis vu dans la maturité de l'âge, avec mes enfants, devenus des jeunes gens et l'un d'eux se trouvant dans la même situation que ceux des cas cités plus haut. Je me suis demandé ce qu'il aurait fallu que je fasse comme père, comme médecin et en homme aimant les bonnes mœurs ? Comment satisfaire toutes ces aspirations ? Je l'avoue, si je n'avais pas lu la lettre de ce dernier malheureux père, peut-être aurais-je fait la même chose que lui, étant comme lui imbu de la même morale. De la lutte de ces trois personnalités qui se trouvent en moi, en pleine conscience, je déclare, sans embarras, que la personnalité du médecin est sortie victorieuse.

Habitué à contrôler tous les jours l'état physiologique et l'état de maladie du corps, je suis arrivé à la conclusion que *rien n'est plus immoral que tout ce qui est contraire à la physiologie de l'homme.* Donc, dans des cas pareils, jusqu'à ce que chaque garçon arrive à l'âge où on lui demande une vie rangée, nous, les parents, avons besoin d'une certaine hypocrisie sociale ; il faut faire semblant de ne pas voir certaines choses, pour ne pas subir de grands troubles dans notre vie de famille, ainsi qu'en ce qui concerne la santé de nos descendants.

J'ai donc répondu à la première lettre :

« Monsieur,

« J'ai retardé ma réponse, parce que pour le cas que vous me soumettez, il fallait que je donne une réponse pratique et respectant autant que possible notre point de vue moral. Le hasard a voulu que je sois consulté sur un cas presque identique au vôtre, par un autre père de famille, qui m'a adressé une lettre dont vous trouverez ci-inclus la copie.

« Après l'avoir lue, je crois que vous arriverez à la même conclusion que moi, *c'est-à-dire : fermer les yeux et faire semblant de ne pas voir ce qui se passe* autour de vous, à ce sujet, en laissant les choses suivre leur cours. »

## LES PROSTITUÉES

Si tous les jeunes gens se trouvaient dans la même situation que ceux dont il a été question au chapitre précédent, sans doute la prophylaxie des maladies vénériennes serait un problème résolu. Mais, d'habitude, dans la vie quotidienne, les maisons de tolérance sont le seul *refuge, simple et pratique*, pour presque tous les hommes.

A ce point de vue il faut reconnaître que la prostitution est nécessaire à la société. Tous ceux qui blâment la prostitution sans aucune réserve, sont dans l'erreur : ils ne tiennent pas compte que si les prostituées n'existaient pas, pour se vendre en échange d'une somme modique, la moralité sociale aurait à souffrir beaucoup plus de défaites : l'inceste, le viol, l'adultère seraient beaucoup plus répandus qu'ils ne le sont aujourd'hui.

Mais, si les prostituées doivent être regardées comme une nécessité sociale, la société doit s'occuper beaucoup d'elles, de sorte que l'individu obligé de satisfaire un besoin naturel, ne contracte pas de maladies pouvant détruire la santé pour un certain temps.

La prostitution doit être considérée comme *une fonction sociale, ou mieux encore, comme un article de première nécessité*. Elle doit être protégée et surveillée, de la même façon que la question de l'eau, du pain et de tous les produits alimentaires.

On pourrait nous dire que la société surveille depuis longtemps les maisons de tolérance. Les dispensaires, les hôpitaux sont des institutions pouvant veiller à chaque instant au bon état hygiénique des aphrodites mercantiles. Pourtant la société est d'une indifférence condamnable en ce qui concerne les prostituées. Je ne veux pas dire que les hôpitaux et les dispensaires ne fonctionnent pas assez régulièrement, mais je veux constater un fait qu'on ne peut pas nier, c'est que le nombre de ceux qui souffrent des maladies sexuelles croît, chaque jour, dans une proportion épouvantable.

Presque dans chaque famille on trouve aujourd'hui un syphilitique; en ce qui concerne la blennorragie, presque 90 pour 100 des jeunes gens en souffrent.

Comment expliquer cet état de choses sinon par un manque, par une lacune dans le service sanitaire des prostituées.

C'est le devoir du service sanitaire de donner une organisation médicale aux maisons de tolérance, en les mettant sous la surveillance des médecins spécialistes.

**La prostitution clandestine.** — En dehors des prostituées qui se trouvent dans les maisons de tolérance ou se promènent librement dans les rues, nous savons tous qu'il existe un nombre assez élevé de femmes non inscrites à la police, et qui partagent leurs grâces amoureuses pour de l'argent. Je serais d'avis que ces femmes — à qui il ne manque que l'inscription sur les registres de la police pour être de véritables prostituées — soient prises comme pratiquant clandestinement la prostitution, et traduites devant les tribunaux pour atteinte aux bonnes mœurs. Qu'on leur applique des peines rigoureuses, parce que tout en paraissant d'honnêtes femmes, elles font commerce de l'amour, comme les prostituées, sans subir la visite médicale ni les rigueurs professionnelles auxquelles sont soumises ces dernières ; parce qu'elles entretiennent un foyer de contagion inépuisable, où le jeune homme crédule trouve souvent le malheur de toute sa vie, en contractant les plus terribles maladies, les maladies vénériennes.

Je crois utile de rapporter, en partie, un dialogue qui s'engage assez souvent dans mon cabinet de consultation.

— Docteur, je crains que quelques verres absorbés en plus par moi ces jours-ci ne m'aient fait revenir une ancienne blennorragie.

— Je ne crois pas, votre maladie à l'air d'être toute récente.

— C'est impossible docteur. Je ne peux pas croire ce que vous me dites là.

— Pourquoi?

— Je ne peux pas le dire.

— Si vous avez des secrets même avec votre médecin, je ne peux rien ajouter; je me contenterai de vos explications et c'est tout.

— Vous avez raison et je vais vous avouer la vérité. Je ne crois pas que c'est une maladie nouvelle, *parce que j'ai eu affaire à une honnête femme, mariée.*

A ces mots, peu s'en faut que je ne perde mon sérieux! Quels gens naïfs! Comment peut-on donner brevet de santé *à une femme très honnête et mariée*, et qui donne des rendez-vous d'amour.

A cause de nos mœurs il est difficile de diminuer le nombre des prostituées clandestines: on a assez souvent vu des cas où un représentant de l'administration, des hauts dignitaires de l'Etat ont accordé leur protection à des femmes qui pratiquaient la prostitution clandestine.

Le cas récent d'un préfet qui communique une maladie vénérienne à une femme est tout à fait typique.

Il faut que les jeunes gens novices sachent que les

maladies syphilitiques s'attrapent facilement de ces hypocrites créatures.

*Une bonne mesure est celle du casier sanitaire journalier, signé par un médecin spécialiste, tel qu'on le pratique à Anvers.*

## PROPHYLAXIE DE LA SYPHILIS
## ET DE LA BLENNORRAGIE

Après avoir traité en résumé la question de la prostitution, il est nécessaire de donner quelques détails au jeune homme qui, poussé par les besoins de son âge, passe le seuil des maisons de tolérance.

Je vais d'abord vous soumettre les impressions d'un novice, dont j'ai reçu la lettre suivante :

« Monsieur,

« Je suis jeune, à peine ai-je 18 ans ; jusqu'alors je n'avais jamais essayé de connaître les sensations curieuses des premiers rapports sexuels. Il y a quelques jours, en finissant le baccalauréat, plusieurs camarades m'ont emmené dans une brasserie, où nous avons fêté notre réussite. Puis un peu tourmenté, j'ai été amené presque de force par mes camades dans une maison de tolérance. Avant de passer le seuil de cette maison maudite, je suis revenu complètement à moi. Un tremblement nerveux secouait tout mon corps ; mes mains étaient glacées, une sueur froide perlait sur mon front ; il me semblait que je serais sali toute ma vie en me jetant dans les bras d'une prostituée. J'étais tellement affecté par cet état d'âme qu'en entrant le dernier, à peine ai-je pu fermer la porte, je fus forcé de m'appuyer contre le mur pour ne pas tomber. Enfin, mes camarades, me poussèrent avec une femme dans une chambre. J'ai voulu sortir, mais je n'ai pas pu, la porte étant fermée à clef du dehors.

« Avec toutes les caresses et les insistances de cette fille je n'ai pas pu me calmer, ni goûter son amour. La même chose s'est répété encore deux fois depuis. Ce fait signifie-t-il que je manque de puissance virile, ou ma nature est-elle sujette aux émotions, etc.? »

**Les casiers sanitaires.** — L'état d'âme du jeune collégien n'est pas une chose très rare. Je crois que beaucoup de personnes ont eu des sensations émotives analogues. Nous comprenons facilement que l'état d'âme, dans ces conditions-là, n'est pas de force à empêcher qu'on attrape une maladie sexuelle. Donc, avant tout, le conseil que je donne au jeune homme novice est qu'en passant le seuil d'une maison de tolérance il s'informe en première ligne de la santé de celle qui fera l'amour avec lui pendant quelques moments. Il demandera le casier sanitaire de la prostituée, cahier dans lequel il doit trouver le signalement du visage et l'état de santé du corps.

Après avoir constaté l'identité de la personne, et vu le compte-rendu de la visite médicale du jour même, on peut avoir une certaine garantie de ne pas contracter une maladie syphilitique à la suite de l'acte sexuel. Il doit toujours choisir, autant que possible parmi les plus âgées. Pourquoi? La prostituée un peu âgée a beaucoup de qualités qu'une jeune ne possède pas. Elle peut être comparée, jusqu'à un certain point, avec un vieux soldat, qui a fait beaucoup de campagnes, et qui a appris, par conséquent, à soigner avec intelligence et à temps les blessures produites; qui a compris depuis quelques années, avant une camarade plus jeune, ce que signifie la propreté. Si elle a été atteinte par la syphilis, la maladie a été plusieurs fois traitée et sa puissance a baissé de sorte qu'elle ne peut plus facilement contaminer.

**Vider la vessie.** — Encore un conseil utile, et auquel doit faire attention le commençant, ainsi que le vétéran, c'est que, chaque fois qu'il a des relations avec une femme, dont la santé génitale laisse à supposer toutes sortes de choses, il doit éviter de vider complètement la vessie avant d'accomplir l'acte sexuel.

Il est utile qu'il garde dans la vessie une quantité suffisante d'urine, afin qu'en terminant l'acte physiologique, il puisse laver l'urètre de l'intérieur vers l'extérieur, en urinant tout de suite après l'acte sexuel.

Par ce moyen le jeune homme se met un peu à l'abri de *la blennorragie*.

Si, au contraire, la vessie est trop pleine, il en résulte que l'acte sexuel dure trop longtemps, et ceci peut avoir des inconvénients :

*a*) La peau du bout de l'organe de l'homme peut s'écorcher en certains endroits, en produisant des portes d'entrées pour les microbes virulents, avec apparition d'ulcères.

*b*) L'éjaculation se fait difficilement, parce que la vessie trop pleine appuie sur *les vésicules séminales*, qui sont placées tout de suite en arrière.

Pour compléter ces conseils nous dirons quelques mots sur *le baiser, l'examen du corps, les injections astringentes, l'excès* (répétition de l'acte sexuel en peu de temps), *l'état d'ébriété* des visiteurs des maisons de tolérance.

**Le baiser.** — Les rapprochements amoureux entre deux personnes, sur la chasteté antérieure desquelles nous n'avons pas de motif de douter, par exemple, entre un jeune homme et une jeune fille qui se connaissent et qui s'aiment, est quelque chose de très noble, c'est le sceau des sentiments élevés. L'idée d'amour humain est si étroitement liée au baiser, qu'on ne peut pas imaginer qu'un être reste sans goûter le nectar divin, sur les lèvres de son adorée : *Celui qui n'aime pas le baiser, n'aime pas.*

La chose change tout à fait quand le jeune homme se jette dans les bras d'une prostituée pour satisfaire purement et simplement un besoin physiologique. Ici, il ne s'agit plus d'amour, mais de l'attouchement de deux épidermes que le cerveau regarde en spectateur étranger, sans aucune action de l'âme.

On pourrait pourtant dire que l'acte sexuel, même

quand il est accompli pour satisfaire seulement le plaisir bestial de la chair, demande encore que les lèvres se touchent.

Chaque fois que le jeune homme a dans ses bras une femme suspecte, il doit se rappeler que son doux baiser peut le rendre malheureux pour toute la vie. Sur les lèvres qui se vendent au premier venu, assez souvent existent des crevasses, des blessures (plaques muqueuses), qui contiennent *le virus syphilitique*. Ces accidents sont d'autant plus dangereux, qu'ils ne sont pas visibles à l'amoureux pressé ; ils peuvent être cachés sur les gencives, ou sur la langue, ou sur les amygdales, et peuvent communiquer la maladie par le baiser, parce que même la salive des syphilitiques peut contaminer.

Nous conseillons donc tous ceux qui n'ont qu'un besoin physiologique à satisfaire, de ne pas embrasser : *la prostituée ne doit recevoir le sceau de l'amour ni sur la figure, ni sur les lèvres, ni sur aucune autre partie du corps.*

**L'examen corporel par le client même.** — Il y a encore un moyen pratique pour se convaincre de l'état de santé d'une prostituée : c'est l'examen corporel. Par conséquent, il faudrait que chaque visiteur ait le droit de faire cet examen. La prostituée devra se présenter devant le jeune éphèbe toute nue. La peau est l'image de l'état des organes internes, par conséquent elle doit être sans taches.

Quand on verra sur la poitrine, les cuisses, l'abdo-

men, le dos, rarement sur les jambes, par ci par là (1)
des taches d'une couleur rose ou rouge, celles-ci sont
des signes suspects de syphilis secondaire; si on touche la région inguinale et si on trouve des glandes
plus grosses qu'une amande et dures, celles-ci sont ce
qu'on appelle des ganglions ou adénopathies syphilitiques, toujours des signes de syphilis non guérie, qui
démontrent la présence des blessures dans le vagin ; si
les sourcils ont diminué, si les cheveux sont tombés en
plus ou moins grande quantité en formant des clai-
rières, la prostituée a été infectée par la syphilis.

Pour pouvoir connaître d'une manière satisfaisante
l'état de maladie, l'état de santé, j'avoue que ce que
nous venons de dire n'est pas suffisant. Il serait à
souhaiter que chaque lycée ait un petit musée anatomique, où le professeur d'hygiène puisse donner des
explications sur toutes les choses de la vie sexuelle tant
comme santé, que comme maladie.

On pourrait faire visiter par les étudiants ainsi que
par les collégiens des dernières années, accompagnés
par un spécialiste, les salles des hôpitaux ou on soigne
les maladies syphilitiques.

Les lignes qui précèdent sont écrites pour ceux qui
ignorent la prophylaxie des maladies sexuelles ; pourtant beaucoup de connaisseurs diront avec ironie :
comment voulez-vous qu'un jeune homme de 18 ans

(1) On ne peut observer qu'exceptionnellement des taches abondantes, parce que le médecin ne peut pas passer sans les aper-
cevoir.

mette en pratique toutes ces recommandations,qui sont plutôt de la compétence du spécialiste?

Il est vrai que beaucoup s'exposeront plutôt à contracter une maladie syphilitique que d'écouter les sains conseils que nous avons donnés. Pourquoi? Parce que la plupart manquent d'audace, de connaissances nécessaires et enfin parce que assez souvent le besoin physiologique les mène en aveugles.

**Les injections astringentes.** — Plusieurs femmes publiques font des irrigations à l'eau contenant de l'alun, afin que l'entrée du vagin, assez élargie par les clients, revienne à son état normal, pour le nouvel arrivant. Mais, si l'effet de l'alun arrive quelquefois à donner l'illusion d'une pseudo-virginité, il n'est pas moins vrai que c'est très dangereux.

En effet, la partie extérieure du gland, assez fine en général, même chez les circoncis, peut facilement s'égratigner par un poil, à cause de la difficulté avec laquelle l'organe de l'homme pénètre dans le vagin lavé avec une solution astringente. Supposons que la prostituée ait une blessure syphilitique à la vulve ou au vagin et vous comprendrez alors, avec quelle facilité peut se faire l'inoculation de la syphilis et des autres maladies vénériennes.

**La répétition de l'acte sexuel plusieurs fois dans un bref intervalle.** — Ce que nous avons dit au chapitre précédent relativement à l'inoculation des maladies syphilitiques peut se produire aussi à la répétition de l'acte sexuel plusieurs fois dans un bref intervalle. Dans cette circonstance aussi, le gland peut s'égratigner ou s'écorcher, ce qui peut produire des infections microbiennes.

**Les positions dangereuses.** — Certaines positions sont dangereuses pour l'homme — ceci seulement dans le cas où la femme est malade. Voilà ce que dit Avicene de cette question : « Et in coitu quidem sunt figurae malae, sicut si ascendat mulier super virum. *Figura enim in coitu illa est mala, ex qua timetur ramex et inflatio et ulcera virgae et vesicae, propter laborem ejectionis spermatis et dubitatur si currat aliquid in virgam ex parte mulieris.* Et scias, quod retentio spermatis in coitu est mala valde (1) ».

**L'état d'ébriété du visiteur des maisons de tolérance.** — Un dernier conseil au jeune homme novice : s'il prend le chemin qui le conduit à l'amour vénal, qu'il ne se trouve jamais en état d'ébriété. Beaucoup ont l'habitude, après des repas entre amis, d'aller dans les maisons de tolérance : c'est une grosse faute. Le cerveau troublé par les boissons ne garantit plus une conscience suffisante pour réfléchir sur l'état des choses.

J'insiste exprès sur ce point parce que beaucoup parmi ceux qui sont venus me consulter, pendant une pratique de onze ans, m'ont dit qu'ils ont attrapé les maladies sexuelles dans les maisons d'Aphrodite, après

(1) MANTEGAZZA, *Hygiène de l'amour*, pages 22 et 23.

avoir passé au préalable dans les palais de Bacchus. Par conséquent, le jeune homme doit savoir ce qui l'attend en voulant goûter l'ivresse de l'amour sexuel, après avoir goûté celle du vin. Celui qui a la tête montée par les boissons n'a rien de mieux à faire que d'aller se coucher; on ne doit passer le seuil d'une maison de tolérance qu'ayant sa conscience entière.

## PRÉCAUTIONS SPÉCIALES

Contre les maladies vénériennes, nous avons deux sortes de précautions à prendre :

1° *Des précautions qui concernent la prostituée ;*

2° *D'autres qui intéressent les visiteurs des maisons de tolérance.*

1° *Précautions concernant la prostituée.* — Supposons qu'une prostituée soit bien portante et qu'elle ait des relations sexuelles avec un individu atteint de blennorragie aiguë ou chronique.

Dans le premier cas, la contagion se produit à coup sûr et la maladie apparaît le 2e ou le 3e jour après le contact — si on ne prend pas des mesures de prophylaxie ; dans le 2e cas, la contamination se produit 9 fois sur 10, mais la maladie ne fait son apparition que très tard, 2 ou 3 semaines et même des mois après le rapport sexuel. Les symptômes du premier cas sont si alarmants que la prostituée est forcée de quitter le service tout de suite ; dans l'autre cas au contraire, la prostituée est et reste avec le germe de la contamination parce que la maladie éclate tard.

Comment pouvons-nous éviter la maladie de la femme, pour qu'elle, à son tour, ne puisse contaminer une personne saine? Il y a un moyen : avant tout rapport sexuel, elle doit introduire au fond du vagin un tampon de coton, mouillé dans de la glycérine avec du sublimé à 1/4000 ; cette précaution empêchera les microbes d'arriver à la matrice ; tout de suite après le rapport sexuel, elle fera une injection avec un irrigateur dans lequel on a versé un litre d'une solution de sublimé corrosif à 1/3000, ensuite elle ôtera le tampon.

2° *Précautions concernant les visiteurs des maisons de tolérance.* — Supposons le cas contraire : un homme sain a affaire à une femme malade.

Que doit-il faire pour ne pas contracter la maladie? Ici nous avons à donner plusieurs moyens de prophylaxie des maladies vénériennes.

Toutes les fois qu'un homme aura devant lui une femme suspecte, il devra prendre toutes les mesures possibles pour que la goutte de pus blennorrhagique n'entre pas dans le méat urinaire, ou que cette goutte, une fois entrée, ne reste pas trop longtemps en contact avec les parois de l'urètre. Il prendra des mesures de prévoyance *avant, pendant et après l'acte sexuel.*

I. — Avant l'acte sexuel, insister pour que la femme prenne une injection vaginale au sublimé corrosif à 1 pour 2000. Toute personne peut avoir dans sa poche une solution concentrée de sublimé, dans la proportion :

| | |
|---|---|
| Alcool à 90°........ .... | 10 grammes. |
| Sublimé corrosif.... .. ... | 75 centigrammes |

On versera dans un litre et demi d'eau pour les lavages.

Après l'injection vaginale, la femme doit uriner, ensuite elle lavera ses parties génitales externes avec le même liquide antiseptique, disent les auteurs. Mais cela n'est pas toujours possible, parce que nous ne pouvons pas nous faire une idée, dans ces conditions là, de la quantité d'urine que devraient produire les reins d'une prostituée, pour qu'elle puisse procéder ainsi devant 10, 15 clients par soir. L'homme doit enduire son organe génital ainsi que l'orifice de l'urètre avec de la vaseline boriquée.

Metchnikoff a recommandé, il y a quelques années la vaseline au calomel (1 pour 10). Par la pratique, je peux dire que cette pommade ne peut pas préserver des maladies vénériennes.

J'ai eu l'occasion de voir beaucoup d'individus qui ont usé de ce moyen et pourtant ont contracté la syphilis ou la blennorragie, quand ils n'ont pas pris en même temps d'autres précautions. En outre, le calomel irrite l'enveloppe du gland et produit des écorchures, par où peuvent entrer les microbes. D'autres auteurs ont constaté la même chose que moi (1).

II. — LE PRÉSERVATIF PENDANT L'ACTE SEXUEL OU CONDOME (CAPOTE ANGLAISE). — C'est une espèce de membrane qui couvre l'organe sexuel de l'homme, fabriquée en peau transparente et mince en caoutchouc. Sa forme est celle d'un doigt de gant. Il y a deux sortes de préservatifs pour l'homme : avec ou sans capsule. La capsule est une petite vésicule qui se trouve à l'extrémité du préservatif. Le rôle de la capsule est de recueillir le sperme pendant l'éjaculation, pour que la pression qu'il exerce au moment de la sortie étant assez grande ne fasse pas crever la capote. Les capotes avec capsules sont donc préférables. Il faut que le gland s'arrête juste devant la capsule, et l'organe sexuel de l'homme doit être préalablement enduit de vaseline. Après avoir mis la capote on doit oindre le préservatif et la capsule avec de la vaseline.

Une capote ne doit servir qu'une seule fois.

*La capote anglaise, vrai préservatif antigonnorrhéique,* est le moyen idéal. Sa peau est si fine que les sensations, amoureuses se conservent complètement, comme si l'organe de l'homme était tout à fait libre. Quand ces appareils sont bien fabriqués, ils ne crèvent pas pendant les rapports sexuels, spécialement ceux qui viennent d'Angleterre et d'Amérique (cause pour laquelle on leur a donné le nom de *Never-Rip* : qui ne se déchire pas.

Quoique le préservatif soit le plus sûr moyen d'évi-

(1) *Presse Médicale*, 1907 et 1908.

ter les maladies vénériennes, il y a des hommes et surtout certaines femmes qui repoussent cette mesure de sûreté sous prétexte que les rapports sexuels seraient dénaturés.

— Les rapports avec préservatif ne ressemblent-ils pas à l'onanisme, docteur ? m'ont demandé beaucoup de personnes.

Pas le moins du monde, parce que d'après ce que nous avons vu, la membrane de caoutchouc étant excessivement mince n'empêche pas la sensation nerveuse de l'attouchement de l'épiderme. Pendant les rapports sexuels naturels, 4 des 5 sens sont impressionnés complètement : *l'ouïe, la vue, l'odorat et le toucher ;* tandis que dans l'onanisme il n'y a d'impression totalement, peut-être même trop, qu'un seul sens, celui du toucher, le reste est conçu entièrement par l'imagination.

Ne pas *prolonger le coït* au delà des limites habituelles, *ne pas s'endormir* et se retirer prestement. Il ne faut pas cependant *laisser l'acte incomplet,* car le jet de sperme débarrasse l'urètre des impuretés qui ont pu s'y introduire. Avec une femme suspecte ne pas *multiplier l'acte* et se montrer modéré (1). »

Tout homme prévoyant ne doit jamais fréquenter les prostituées pendant les jours de fêtes, les dimanches, parce qu'elles ont trop de clients, et les clients étant nombreux, les mesures de précautions ne sont pas suffisantes.

(1) D' Henri BERDAL, *Traité Pratique des Maladies vénériennes,* page 51.

III. — APRÈS L'ACTE SEXUEL. — *a*. Après le coït laver le *gland*, le *prépuce* et la verge, d'abord au savon, puis avec la solution antiseptique indiquée plus haut (au sublimé 1/3000). Laisser tomber une goutte de cette solution dans le méat (1). »

*b*. Uriner tout de suite après le rapport sexuel.

Avant le rapport sexuel, on ne doit jamais vider complètement la vessie, comme nous l'avons déjà dit plus haut. Ce reste d'urine est utile, car après le coït on doit uriner. Pendant qu'on urine il est préférable que l'extrémité du membre viril soit serrée entre les doigts de temps en temps ; par ce moyen la pression du liquide dilate les plis de la muqueuse de l'urètre, où pourraient se loger les microbes.

On recommande encore, dans ces cas, une injection antiseptique dans l'urètre, tout de suite après avoir uriné : permanganate de potasse 0,15 centigrammes, eau distillée 250 grammes ; l'instillation (une goutte) de nitrate d'argent 1 pour 100 dans le méat urinaire ou de quelques gouttes de jus de citron quand ce dernier manque. Tous ces moyens de prophylaxie sont bons, à la condition qu'ils soient exactement employés.

(1) H. BERDAL, *loco citato*.

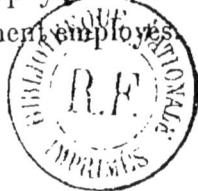

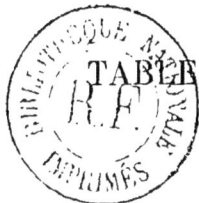

# TABLE DES MATIÈRES

—

Avant-Propos........................................ I

Chapitre Premier. — La circoncision................ 5

*Anthropologie et Physiologie de la circoncision*....... 8
  La circoncision chez les chrétiens................ 12
  But de la circoncision........................... 14
  Physiologie du prépuce.......................... 17

Chapitre II. — L'homosexualité..................... 21
  Le type des homosexuels........................ 22

*Causes de l'homosexualité*......................... 23
  Homosexuels par mauvaise éducation............. 23
  Homosexuels par dégénérescence mentale.......... 27
  Homosexuels pour causes locales................. 30

*Traitement de l'homosexualité*...................... 30

Chapitre III. — La manusexualité................... 36

*Type du manusexuel. Causes. Conséquences. Trai-*
*tement et guérison*................................ 37
  Type du manusexuel............................ 37

*Causes de la manusexualité*........................ 40

*La manusexualité compensatrice*.................... 43

*Causes physiologiques, constitutionnelles et de contagion* 46
  Causes physiologiques........................... 47
  Hygiène locale chez les garçons.................. 48
  Hygiène locale chez les jeunes filles.............. 50
  Hygiène générale................................ 51
  Causes constitutionnelles........................ 52

Les maladies de l'appareil génito-urinaire............     61
La mauvaise éducation............................     62

*Causes diverses*............. ..................     63

*Conséquences de l'onanisme*............ .......     66
Épuisement des forces physiques..................     68
Pollutions .....................................     69
Impuissance.....................................     69
Tremblements....................................     71
Perte de la mémoire.............................     71
Mobilité du caractère, mélancolie, maladies nerveuses,
    idées de suicide, caractère irascible..............     72
Conclusions.....................................     73

*Traitement*........................................     75
Manière dont on doit agir pour qu'un jeune homme ou
    une jeune fille ne s'adonne plus au vice de la manu-
    sexualité.....................................     75
Exercices physiques et éducation morale............     76
Mariage de bonne heure..........................     77
Traitement des suites de la manusexualité..........     80

*Pollutions et spermatorrhée*........................     81
Suites des pollutions............................     87
Traitement des pollutions........................     89

Chapitre IV. — **Le secret des sexes**..................     91
*Moyens d'avoir des garçons ou des filles*..............     91

Chapitre V. — **Le symbole du sexe**..................     101
*La couleur bleue pour les garçons, rose pour les filles.*     101
Le symbole de l'homme..........................     102
Le symbole de la femme.........................     102

Chapitre VI. — **L'éducation sexuelle de la femme**.....     106
*La virginité de la femme*.........................     107
Signes de la virginité anatomique..................     107
*La physiologie de l'hymen*........................     114

Chapitre VII. — **La circoncision des filles. — Mens-
truation. — Ménopause**...........................     128
*La circoncision chez les filles*......................     128
*La menstruation et son hygiène*....................     129
*Physiologie de la menstruation*.....................     135
*La ménopause*..................................     139

*La manière de vivre de la femme pendant la grossesse.
Son hygiène*............................................. 143

CHAPITRE VIII. — La continence sexuelle et ses effets. 146
*L'artériosclérose, conséquence de la continence sexuelle.* 151

CHAPITRE IX. — L'impuissance et son traitement...... 156

CHAPITRE X. — La prophylaxie des maladies vénériennes........................................... 167
*Comment peut-on se préserver des maladies vénériennes.* 167

*Les prostituées*................................... 171
  La prostitution clandestine...................... 173
*Prophylaxie de la syphilis et de la blennorragie*...... 175
  Les casiers sanitaires........................... 176
  Vider la vessie.................................. 177
  Le baiser....................................... 178
  L'examen corporel par le client même............. 179
  Les injections astringentes...................... 181
  La répétition de l'acte sexuel plusieurs fois dans un bref
    intervalle.................................... 181
  Les positions dangereuses........................ 182
  L'état d'ébriété du visiteur des maisons de tolérance.. 182
*Précautions spéciales*.............................. 183
  1º Précautions concernant la prostituée.......... 183
  2º Précautions concernant les visiteurs des maisons de
    tolérance..................................... 184

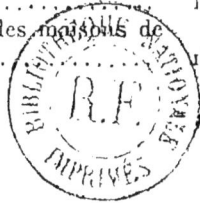

Poitiers. — Imp. Blais et Roy, 7, rue Victor-Hugo.